中国心血管病报告 2015

REPORT ON CARDIOVASCULAR DISEASES IN CHINA 2015

国家心血管病中心

National Center for Cardiovascular Diseases, China

中国大百科全书出版社

Encyclopedia of China Publishing House

图书在版编目（CIP）数据
中国心血管病报告. 2015/国家心血管病中心编著.—北京：中国大百科全书出版社，2016.1
ISBN 978-7-5000-9803-4
Ⅰ.①中… Ⅱ.①国… Ⅲ.①心脏血管疾病－研究报告－中国－2015 Ⅳ.①R54
中国版本图书馆CIP数据核字（2016）第020507号

责任编辑：韩小群

中国大百科全书出版社 出版发行
（北京阜成门北大街17号 邮政编码：100037 电话：010-88390634）
http://www.ecph.com.cn
北京骏驰印刷有限公司印刷（北京市海淀区西北旺镇屯佃工业园区289号）
新华书店经销
开本：889×1194毫米 1/16印张：11 字数:300千字
2016年1月第一次印刷
印数：1－4000册
ISBN 978-7-5000-9803-4
定价:125.00元

《中国心血管病报告2015》编委会

编写说明

随着社会经济的发展，国民生活方式发生了深刻的变化。尤其是人口老龄化及城镇化进程的加速，中国心血管病危险因素流行趋势明显，导致了心血管病的发病人数持续增加。今后10年心血管病患病人数仍将快速增长。

目前，心血管病死亡占城乡居民总死亡原因的首位，农村为44.6%，城市为42.51%。心血管病的疾病负担日渐加重，已成为重大的公共卫生问题。加强政府主导下的心血管病防治工作刻不容缓。2012年5月国家卫生计生委等15个部委联合发布《中国慢性病防治工作规划》（2012～2015年），为以心血管病为代表的慢性病防治提供了指导性意见，我们应当积极贯彻执行。

国家心血管病中心自2005年以来每年组织心内科、心外科、神经内科、肾脏科、糖尿病科、流行病学、人群防治、卫生经济学和卫生统计学等相关学科的专家编撰《中国心血管病报告》。旨在为心血管病防治研究提供技术指导与权威评价；为政府制定相关政策与策略提供技术决策依据；为开展国际交流与合作提供信息交流平台。

常用缩略词：

腹主动脉瘤：AAA
单腔心房起搏：AAI/R
踝臂指数：ABI
血管紧张素转换酶抑制剂：ACEI
急性冠状动脉综合征：ACS
急性心肌梗死：AMI
血管紧张素II受体拮抗剂：ARB
体重指数：BMI
冠状动脉旁路移植术：CABG
颈动脉粥样硬化性疾病：CAD
钙离子拮抗剂：CCB
中国胆固醇教育计划：CCEP
中华医学会糖尿病分会：CDS
中国健康与营养调查：CHNS
心血管病：CVD
冠心病：CHD
可信区间：CI
慢性肾脏病：CKD
中国糖尿病和代谢异常研究：CNDMDS
慢性阻塞性肺疾病：COPD
心脏再同步化治疗：CRT
慢性血栓栓塞性肺动脉高压：CTEPH
伤残调整生命年：DALY
体外膜肺氧合：ECMO
终末期肾病：ESRD
主动腔内修复治疗：EVAR
肾小球滤过率：GFR
糖化血红蛋白：HbA1c
同型半胱氨酸：Hcy
血清高密度脂蛋白—胆固醇：HDL-C
心力衰竭：HF
风险比：HR
心脏转复律除颤器：ICD
缺血性心脏病：IHD
颈动脉内中膜厚度：IMT
国际标准化比值：INR
特发性肺动脉高压：IPAH
单纯收缩期高血压：ISH
下肢动脉硬化性疾病：LEAD
血清低密度脂蛋白–胆固醇：LDL-C
左室舒张末内径：LVEDD
左室射血分数：LVEF
睡眠呼吸暂停低通气综合征：OSAHS
代谢当量：Met
代谢综合征：MS
非ST段抬高型心肌梗死：NSTEMI
外周动脉疾病：PAD
肺动脉高压：PAH
人群归因危险：PARP
经皮冠状动脉介入：PCI
经皮冠状动脉腔内血管成形术：PTCA
脉搏波传导速度：PWV
射频消融术：RFCA
相对危险：RR
二手烟暴露：SHS
ST段抬高型心肌梗死：STEMI
血清总胆固醇：TC
血清甘油三酯：TG
短暂性脑缺血发作：TIA
腰围：WC
腰围身高比：WHtR
健康寿命损失年：YLD

注：如无特别标明，本书所称心血管病包括心血管疾病、脑血管疾病及其相关疾病。

目　录

《中国心血管病报告 2015》概要

1．心血管病死亡情况

2014年中国心血管病（CVD）死亡率仍居疾病死亡构成的首位，高于肿瘤及其他疾病。农村CVD死亡率从2009年起超过并持续高于城市水平。2014年农村CVD死亡率为295.63/10万，其中心脏病死亡率为143.72/10万，脑血管病死亡率为151.91/10万（脑出血74.51/10万，脑梗死45.30/10万）；城市CVD死亡率为261.99/10万，其中心脏病死亡率为136.21/10万，脑血管病死亡率为125.78/10万（脑出血52.25/10万，脑梗死41.99/10万）。CVD占居民疾病死亡构成在农村为44.60%，在城市为42.51%。每5例死亡中就有2例死于CVD。

中国CDC采用全球疾病负担2013（GBD 2013）的研究方法，系统分析各省人口学和流行病学数据。1990年，16个省的首要死因是下呼吸道感染或早产并发症，15个省为脑血管疾病。至2013年，首要死因有27个省是脑血管疾病，5个省是IHD。2013年中国年龄标化的CVD死亡率较1990年降低21%。脑血管病是中国男性和女性的首位死因，缺血性卒中死亡率上升了28.8%，而出血性卒中死亡率则下降了37.7%。尽管2013年较1990年年龄标化的CVD死亡率下降，但由于中国人口的老龄化等因素影响，CVD死亡的绝对数字仍在快速上升，2013年较1990年增加了46%。其中，IHD死亡人数增加了90.9%，脑血管病死亡人数增加了47.7%。

2．心血管病危险因素

2.1 高血压

高血压是最常见的慢性非传染性疾病，也是CVD最重要的危险因素。2010年中国因高血压死亡共计204.3万例（男性115.4万，女性88.9万），占全部死亡的24.6%。2013年，中国卫生总费用为31 869亿元，其中高血压直接经济负担占6.61%。

（1）中国在1958～1959、1979～1980、1991和2002年进行过4次全国范围内的高血压抽样调查，15岁以上人群高血压的患病率分别为5.1%、7.7%、13.6%和17.6%，总体呈上升趋势。2015年6月30日国务院新闻办发布2012年国民营养与慢性病状况调查报告，中国18岁及以上居民高血压患病率为25.2%，根据2010年第六次全国人口普查数据测算患病人数为2.7亿。

（2）正常高值血压：1991～2009年间中国营养与健康研究（CHNS）在九省分别于1991、1993、1997、2000、2004、2006和2009年对18岁及以上成年人进行了7次横断面调查，结果显示，血压正常高值的患病率从1991年的29.4%增加到2009年的38.7%，呈明显上升趋势。

（3）1991～2009年间CHNS在9省对18岁及以上人群进行了7次横断面调查，收集了人群高血压知晓率、治疗率和控制率的变化趋势。整体来看，高血压的知晓率、治疗率、控制率呈上升趋势，但依旧处于较低水平。2009年高血压的知晓率、治疗率和控制率分别为26.1%、22.8%和6.1%。

（4）高血压的危险因素包括高钠低钾膳食、超重和肥胖、过量饮酒、精神紧张、高血压家族史、缺乏体力活动、年龄、甘油三酯和TC偏高、HDL-C偏低等。随着高血压危险因素聚集数目的增加，高血压的患病风险增加。

（5）1991～2009年中国健康和营养调查显示，少年儿童高血压患病率呈持续上升趋势，从1991年的7.1%上升到2009年的13.8%，年均上升率为0.47%。不同年龄、性别儿童的血压水平均呈上升趋势。2010年全国学生体质调研19万余名7～17岁汉族学龄儿童血压结果显示：2010年中国儿童高血压患病率为14.5%（男生16.1%， 女生12.9%），且不同性别的高血压患病率均随年龄呈上升趋势。

（6）超重/肥胖、糖脂代谢异常、高血压家族史、出生低体重（<2.6kg）、睡眠不足是少年儿童患高血压的危险因素。出生体重过大（≥4kg）、宫内及早期营养不良、出生早期的饥荒、儿童时期的盐敏感是成年早期高血压的危险因素。

（7）高血压儿童较血压正常儿童在成年后更易患高血压并发生心血管重构，患病风险分别是血压正常儿童的2.1倍和1.5倍，且风险随着年龄组上升而升高。儿童至成年持续高血压组人群出现心、肾功能损害的风险比血压始终正常的人群增加3倍。

2.2 吸烟

（1）自1984年以来，中国男性吸烟率一直属于世界上最高的人群之一。1996～2002年间，男性吸烟率高达60%以上。2010年全球成人烟草调查（GATS）-中国项目调查结果：中国15岁及以上男性现在吸烟率52.9%；女性现在吸烟率为2.4%；15～69岁人群中，男性医务人员和教师的现在吸烟率分别为40%和36.5%；青少年吸烟者中，第一次吸完一整支烟为13岁的比例分别为男55.9%，女57.0%；20～34岁的现在吸烟者中，52.7%在20岁以前就成为每日吸烟者；7.38亿不吸烟者遭受二手烟的危害。

2010年对中西部农村吸烟现状调查显示：中西部农村居民吸烟率为20.9%，男性44.8%，女性2.0%；不同年龄、民族、文化程度、职业者的吸烟率差异明显，50～55岁年龄组吸烟率最高（30.5%）；汉族吸烟率高于少数民族（27.7% VS 16.3%）。

中国慢性病及其危险因素监测（2012）流动人口专题调查结果：18～59岁就业流动人口现在吸烟率为32.5%，男性（55.3%）显著高于女性（1.9%）；建筑业男性人群现在吸烟率最高（58.6%）。现在吸烟者人均日吸烟量为15.6支（男15.7支，女10.3支）。就业流动人口二手烟暴露比例为68.7%，男性为76.4%，以建筑业二手烟暴露最为突出。

2008年城乡高中或高校青年女性吸烟状况调查显示：该人群曾吸烟率为22%，现在吸烟率为3.2%，有意吸烟率为2.7%；各率均为农村高于城市。

（2）近年来中国15岁以上人群的戒烟率略有上升：从1996年的9.42%上升到2002年的11.5%，2010年继续上升至16.9%，戒烟人数增加了1 500万人。2010年GATS中国项目调查显示16.1%的现在吸烟者打算在未来12个月内戒烟。

（3）上海男性健康研究和女性健康研究结果：上海城区40～74岁居民中23.9%的男性死亡和2.4%的女性死亡由吸烟造成。男性中，呼吸道疾病的归因危险度最高（37.5%），其次是癌症（31.3%）和CVD（24.1%）。女性呼吸道疾病、癌症和CVD的归因危险分别为1.1%，1.1%和4.0%。

利用1986～2000年多中心前瞻性队列研究平均随访9.5年的数据分析显示：中国男性现在吸烟者发生各型脑卒中的风险比为1.39（95%CI 1.15～1.67），主要归因于缺血性卒中风险的增加。

2.3 血脂异常

（1）2010年中国慢性病监测研究报告了中国31省（市、自治区）≥18岁人群的血清TC、TG水平，均较2002年明显增高。TC水平男性为 4.06 mmol/L，女性为4.03 mmol/L；TG水平男性为1.45 mmol/L，女性为1.21 mmol/L。TC≥6.22mmol/L的患病率男性为3.4%，女性为

3.2%，城市高于农村，东部高于中、西部地区；男性45～59岁和女性≥60岁年龄组高胆固醇血症患病率最高。TG≥2.26mmol/L的患病率男性为13.8%，女性为8.6%。

2014年的一项meta分析，纳入2003～2013年14项研究，估算18岁以上人群中TC升高的患病率为7.9%，LDL-C升高的患病率为7.6%，TG升高的患病率为13.7%，HDL-C降低的患病率为11.0%。

（2）2007～2008年中国糖尿病和代谢异常研究调查了20岁以上人群高胆固醇血症的患病率、知晓率、治疗率和控制率，TC≥6.22mmol/L者男、女的患病率分别为8.7%和9.3%，知晓率分别为27.6%和20.7%，治疗率分别为21.4%和14.0%，控制率分别为18.3%和11.2%，治疗控制率分别为88.1%和78.4%。

（3）2011年中国血脂异常患者管理和胆固醇达标情况调查显示，39%的血脂异常患者接受降脂治疗，其中大多数使用他汀类药物。LDL-C的达标率为25.8%，心血管危险分层为高危和极高危者达标率分别为19.9%和21.1%。2012年血脂异常国际研究-中国（DYSIS-China），住院患者的他汀治疗率为88.9%。接受降脂药物治疗的患者，38.5%未达到LDL-C目标值，且心血管病危险分层较高组不达标率较高。

2.4 糖尿病

（1）2010年中国慢性病调查数据，根据既往诊断糖尿病和空腹血糖/餐后2小时血糖检测结果，中国成人糖尿病患病率为9.7%。如果同时参考HbA1c水平，则糖尿病患病率为11.6%。无论男性还是女性，糖尿病患病率都是城市高于农村。糖尿病患病率随着年龄的增加而增加。年龄小于60岁男性高于女性，年龄大于60岁女性高于男性。糖尿病患病率随着经济的发展以及超重肥胖而增加。

（2）大庆糖尿病研究20年跟踪随访的结果表明，生活方式干预组在积极干预的六年期间，糖尿病发病率降低了51%；在20年的随访中，干预组糖尿病发病率比对照组降低43%，干预组发生糖尿病比对照组平均晚3.6年。生活方式干预组23年CVD死亡降低41%，全因死亡降低29%。

大庆糖尿病研究还比较了新诊断糖尿病患者和糖耐量正常人群的CVD死亡率和全因死亡率。在23年随访期间，56.5%的新诊断糖尿病患者和20.3%的糖耐量正常者死亡。CVD是糖尿病患者死亡的主要原因，分别有47.5%的男性和49.7%的女性死于CVD，且其中大约一半的死亡是由卒中所致。新诊断糖尿病患者的全因死亡率是糖耐量正常者的3倍，新诊断糖尿病男、女的CVD死亡风险分别是糖耐量正常者的3.5倍和6.9倍。

（3）3B研究入选了104家医院的2型糖尿病患者25 817例，调查显示72%的糖尿病患者合并高血压和/或血脂异常，患者的血糖、血脂、血压综合达标率只有5.6%。

2.5　超重/肥胖

（1）近20年来，在中国九省市人群进行的中国营养与健康状况调查显示，人群超重、肥胖患病率呈持续的上升趋势，超重+肥胖率由1991年的24.7%上升到2011年的44.0%。

2010年中国慢性病监测项目表明中国成人超重率、肥胖率和中心性肥胖率分别达到30.6%、12.0%和40.7%，比2002年明显增加；60岁以上老年人有近一半的人体重超标，超重率为32.1%，肥胖率为12.4%，超重率和肥胖率均为城市高于农村。

广东健康调查项目于2002、2004、2007和2010年对广东省18～69岁人群的调查结果表明，从2002～2010年广东省超重和肥胖率从15.8%升为16.6%，没有统计学意义；而中心性肥胖率从12.9%增加到23.7%，呈明显上升趋势，提示中国人群肥胖类型可能发生了变化。

（2）青少年的超重、肥胖率也明显增加，1985～2010年全国5次学生体质与健康抽样调查，2010年超重、肥胖率（9.6%和5.0%）分别是1985年（1.1%和0.1%）8.7倍和38.1倍。

（3）2010年中国慢病及危险因素监测项目调查表明，成年人每天用于看电视的平均时间为1.87小时；每日看电视时间每增加1小时，人群患肥胖的风险增加4%。

（4）腰围身高比值（WHtR）为0.50可以作为评价中国人中心性肥胖的切点。对CHNS 2009年的横断面调查资料分析表明，中心性肥胖者（WHtR≥0.50）罹患糖尿病及其他CVD危险因素的风险明显增加。

2.6　体力活动不足

（1）中国健康与营养调查结果显示，从1991～2011年18～60岁居民体力活动量呈明显下降趋势，其中职业活动下降最为明显，男性职业活动从1991年的382 MET-h/周降至2011年的264 MET-h/周（下降31%），女性则从420 MET-h/周降至243 MET-h/周（下降42%）；体育锻炼仍很低，2011年男性不足7 MET-h/周，女性不足3 MET-h/周。青少年学生体力活动达标率仅19.9%，体力活动缺乏和不足的学生各占40%左右。

2010年中国慢性病监测项目表明，成年人经常参加体育锻炼率仅为11.9%，青壮年人群（25～44岁）参加体育锻炼的比例低于其他年龄组。

（2）体力活动量与体重指数、腰围和体脂含量呈显著的负关联。体力活动不足者糖尿病的发病风险显著增加。体力活动不足者IHD、缺血性卒中和糖尿病的死亡风险均增加。

2.7 不合理膳食

中国健康与营养调查显示，居民总能量摄入呈下降趋势，但一些膳食特点明显不利于CVD的预防，如碳水化合物供能比减少，脂肪供能比过高，膳食胆固醇的摄入量明显增加，水果、蔬菜的摄入量仍然较低。膳食钠摄入量呈明显下降趋势，但仍高达4.7g/d（折合成食盐为12.0g/d）；膳食钾摄入量有增加的趋势，但仍低于指南推荐的2克/天的水平。

2.8 代谢综合征

2002年CHNS表明，依据中华医学会糖尿病分会（CDS）和美国ATPIII代谢综合征诊断标准，中国18岁以上成人代谢综合征的患病率分别为6.6%和13.8%。

2.9 大气污染

近年来研究显示颗粒物（PM）大气污染是CVD的一种危险因素，尤其是$PM_{2.5}$（细颗粒物）被认为是PM中最主要的致病成分，与CVD的关联更为密切。分析多个城市大气日均$PM_{2.5}$、SO_2、NO_x浓度、总悬浮颗粒浓度数据和当地疾病及死因监测数据的结果表明，$PM_{2.5}$、SO_2、氮氧化物（NO_x）浓度、总悬浮颗粒浓度与CVD发病、死亡有正关联。北京市2010～2012年日平均$PM_{2.5}$浓度为96.2μg/m³，该浓度每增加10μg/m³，当日的IHD发病增加0.27%。$PM_{2.5}$浓度对IHD发病的作用还存在滞后效应，表现为暴露于高水平$PM_{2.5}$后的1、2和3天仍然会观察到IHD发病的升高。65岁以上老年人群对$PM_{2.5}$更敏感。

3 心血管病

3.1 脑卒中

（1）根据《中国卫生统计年鉴》，2003～2014年中国脑血管病死亡率呈上升趋势。2014年中国城市居民脑血管病死亡率为125.78/10万，农村居民脑血管病死亡率为151.91/10万。依据2010年第六次人口普查数据推算，2014年有83.73万的城市居民和102.34万的农村居民死于脑血管病。

（2）2007～2010年全国109家三甲医院出院诊断为脑卒中的患者的资料分析表明，脑卒中住院人数从2007年的79 894例增加到2010年的85 474例，院内死亡率从3.16%下降至2.30%。与2007年相比，2010年各类脑卒中的死亡风险均显著下降。

（3）“天津大脑研究”是一项基于人群的脑卒中监测研究。1992～1998年、1999～2005年和2006～2012年年龄校正的首发脑卒中平均年发病率分别为124.5/10万，190.0/10万和318.2/10万。总体上脑卒中发病率每年增加了6.5%，45～65岁男性发病率每年增加12%。从1992～2012年间，男性首次发生脑卒中的年龄年轻了3.3岁。

（4）2010年中国慢性病和危险因素调查，中国TIA年龄标化患病率是2.27%。TIA更多见于女性、老年、教育水平低、当前吸烟、农村或不发达地区，及有吸烟史、高血压史、心肌梗死史、脂代谢紊乱史或糖尿病史者。TIA知晓率3.08%，治疗率5.02%，4.07%接受了指南推荐的治疗。

（5）北京天坛医院牵头的氯吡格雷治疗伴有急性非致残性脑血管事件高危人群研究，发现非致残性脑血管事件发生早期，氯吡格雷与阿司匹林合用的疗效和成本效益优于单用阿司匹林，获益延续到发病后1年。

（6）高血压人群中，高同型半胱氨酸血症与缺血性卒中发病风险升高有关。高血压患者补充叶酸，能降低Hcy水平；降压药与叶酸联用，比单用降压药能更多地降低卒中发病风险。

3.2 冠心病

（1）根据《中国卫生和计划生育统计年鉴》，2002～2014年冠心病死亡率呈上升态势。2014年中国冠心病死亡率城市为107.5/10万， 农村为105.37/10万， 较2013年均有所上升。总体上城市地区冠心病死亡率略高于农村地区，男性高于女性。

（2） 2002～2014年AMI死亡率总体呈上升态势，从2005年开始呈快速上升趋势。农村地区AMI死亡率不仅于2007、2009、2011年数次超过城市地区，而且于2012年开始明显升高，2013、2014年大幅超过城市水平。2014年中国AMI死亡率城市为55.32/10万， 农村为68.6/10万。无论城市、农村，男性或女性，AMI死亡率均随年龄的增加而增加，40岁开始显著上升，其递增趋势近似于指数关系。

（3）根据国家卫生计生委PCI网络申报数据，中国PCI总例数增加趋势明显，2014年达到500 946例。但增幅呈下降趋势，2014年增幅为近五年来最低。

（4）“十二五”国家科技支撑计划“心血管疾病关键治疗技术临床多中心研究信息平台—中国急性心肌梗死注册登记（CAMI）” 研究显示，中国AMI患者的CVD危险因素中，吸烟，超重/肥胖和高血压位居前三，其次为糖尿病和血脂代谢异常。AMI患者普遍就诊较晚，接受急诊再灌注治疗的STEMI患者，从入院到接受急诊再灌注治疗的时间存在很大的差异。入院到接受急诊PCI 治疗的中位时间为165 分钟，从入院到溶栓时间为130 分钟。

3.3 心律失常

（1）根据2014年国家卫生计生委网上注册资料，2014年植入起搏器53 382例，比2013年增长3.2%。起搏器适应证中病态窦房结综合征的比例51.1%，房室传导阻滞的比例39.8%；双腔起搏器占比近67%；其中有2 918例为具有家庭监测功能的起搏器。

2014年植入ICD 1 959例，比2013年增长2.9%；单腔ICD占67.1%，双腔ICD占32.9%；ICD用于二级预防占52.1%，一级预防占47.9%，一级预防的比例较2012年的42.7%和2013年的45%稳中有升。

2014年植入CRT 2 379例，较2013年增长8.2%。CRT-D占55%，CRT-P占45%。阜外医院牵头的多中心研究总结了全国97家医院植入的具有家庭监测功能的CRT患者73例，随访6个月发现92.7%的患者可见异常报警事件，包括85%的疾病相关事件和15%的系统相关事件，早于3个月和6个月门诊随访时发现相应事件的时间。

2014年射频消融手术量8.82万例，其中房颤RFCA手术比例为19.7%。中国自2008年开始建立了全国房颤注册研究网络平台，房颤射频消融的手术例数稳定增长。房颤导管消融仍以环肺静脉电隔离为主，消融总成功率为77.1%，复发率为22.9%，并发症发生率为5.3%。

（2）2004年对10个地区的调查显示，35～59岁人群房颤的患病率为0.77%（男性0.78%，女性0.76%）。男性中19.0%和女性中30.9%的房颤患者有心脏瓣膜病。60岁以上人群基线调查显示房颤患病率男性为2.0%，女性为1.6%，平均随访3年，房颤发生率为4.0/1 000人年。只有1%的房颤患者接受华法林抗凝治疗，房颤患者与窦律患者比较，全因死亡、CVD死亡和脑中风死亡风险显著增加。

一项前瞻性观察性研究入选了中国20个急诊中心就诊的2 016例房颤患者（54.8%为女性），基线资料显示：30.7%为阵发性房颤，22.4%为持续性房颤，46.9%为永久性房颤。只有16.2%的患者接受一个以上的抗栓药物治疗，68.4%的患者接受心室率控制药物治疗。瓣膜性房颤患者中，41.4%口服抗凝药治疗，只有26.4%的患者INR达标（2.0～3.0）。

（3）心律失常领域新技术首例无导线起搏器、心脏收缩力调节器、皮下ICD均在国家心血管病中心阜外医院成功植入。

3.4 心力衰竭

（1）2000年中国35～74岁人群慢性心力衰竭患病率为0.9%；男性0.7%，女性1.0%；北方高于南方，城市高于农村。心衰患病率随着年龄增加显著上升。近二三十年来，引起心衰的主要原因已从风湿性瓣膜性心脏病转为冠心病。

（2）中国心力衰竭注册登记研究的初步结果：目前心衰患者平均年龄为66±15岁，呈上升趋势，54.5%为男性，纽约心脏协会心功能III-IV级占84.7%。心衰的主要合并症构成发生明显变化，瓣膜病所占比例逐年下降，高血压（54.6%）、冠心病（49.4%）及慢性肾脏病（29.7%）成为主要合并症。感染仍是心衰发作的首要原因，占45.9%，其次为劳累或应激反应（26.0%）以及心肌缺血（23.1%）。住院心衰患者利尿剂的使用率变化不明显，地高辛的使用率（26.1%）受国际临床研究的影响呈下降趋势，ARB（24.6）、醛固酮受体拮抗剂（55.4%）及β受体阻滞剂（50.6%）的使用率明显上升。

（3）国内ACS合并急性心衰患者的研究，分析了2006年3月至6月中国大陆31个省份及香港特别行政区共计65家医院的3 168名明确诊断为ACS的患者病历资料，其中急性STEMI 1 329人，急性NSTEMI 348人，不稳定型心绞痛1 491人。706（22.3%）名患者住院期间出现了急性心衰。

3.5 肺血管病

（1）2007年流行学调查显示，40岁以上人群COPD的患病率为8.2%，农村为8.8%，城市为7.8%。男性患病率高于女性（12.4% vs 5.1%），估算全国有4 300万名COPD患者。据国家卫生计生委2008年公布的数据，COPD在城市和农村分别为排名第四和第三的死因，从1990～2008年COPD的死亡率呈逐年下降趋势。

（2）全国肺栓塞防治项目对1997～2008年全国60多家三甲医院的肺栓塞患者进行了登记注册研究，在16 972 182例住院患者中，肺栓塞的发生率为0.1%。

（3）1989～2008年在北京安贞医院诊治的504例慢性血栓栓塞性肺动脉高压（CTEPH）患者中，中央型CTEPH患者行肺动脉血栓内膜剥脱术外科治疗的长期生存率（10年生存率为94.60%，15年生存率为90.96%）显著优于内科药物治疗（10年生存率为81.4%，15年生存率为56.43%），周围型CTEPH患者两种治疗之间的长期生存率无显著差别。

3.6 心血管外科

（1）近10年来，中国大陆主动脉心脏外科年手术量逐年递增，但自2013年起增速明显减缓；2014年，手术总量为209 765例；CPB手术占比自2007年以后逐年下降，到2014年占75.9%（159 108例）。中国香港特区心脏主动脉外科手术1 704例；其中体外循环手术1 534例。

2014年，中国大陆及香港地区完成先天性心脏病（CHD）矫治手术82 882例，占所有心脏主动脉外科手术的39.5%，居首位；心脏瓣膜手术60 485例，冠状动脉旁路移植术41 636例，主动脉血管手术11 013例，心脏移植370例（其中包括12例心肺联合移植），ECMO辅助治疗711例。

（2）中国大陆正逐步开展出生缺陷监测。CHD患病率在各个地区差别很大。室间隔缺损、房间隔缺损和动脉导管未闭三种畸形可占到CHD总量的75%～80%。对膜周部室间隔缺损（pmVSD），传统开放式手术和经导管封堵术均能有效治疗并获得优异的中期效果，经导管封堵术对心肌损害更小，可减少输血，降低患者住院时间和治疗费用。

3.7 慢性肾脏病

（1）2009年9月至2010年9月在13个省市47 204名18岁以上的成人中进行的中国慢性肾脏病（CKD）调查结果表明，CKD患病率为10.8%，其中，以eGFR<60ml/min/1.73m²诊断的患病率为1.7%，而以尿白蛋白与肌酐比值>30mg/g诊断的患病率为9.4%。推算CKD患者近1.2亿。

（2）2011～2012年中国健康与退休研究，在28个省450个村/社区对17 708名年龄≥45岁者进行了调查，CKD定义为依据肌酐-胱抑素C公式估算的eGFR<60ml/min/1.73m²。结果显示，在≥45岁人群中，CKD的患病率为11.5%，农村高于城市（13.0% vs 10.0%），患病率随年龄增加而增加；CKD的知晓率为8.7%，治疗率为4.9%；知晓率和治疗率均随着年龄的增加而下降。

3.8 外周血管病

下肢动脉粥样硬化性疾病（LEAD）和颈动脉粥样硬化性疾病（CAD）是中老年人常见的疾病，有危险因素者患病率较高，且随年龄而增高。30%的脑血管病患者、25%的IHD患者并存LEAD，LEAD患者的死亡率明显高于同龄非LEAD者，且随ABI的减低而增高。对不同ABI分级的AS高危人群3年随访的死亡率比较显示，与1.0～1.4组比较，ABI≤0.4组全因死亡率增加2倍。

中美协作研究队列和多省市队列横断面调查显示，年龄43～81岁组颈动脉超声斑块的检出率为60.3%（男性66.7%，女性56.2%）；颈动脉斑块分布主要在颈动脉膨大部。无颈动脉斑块者基线IMT是缺血性心血管病的独立预测因子；伴有颈动脉斑块者，随着斑块总面积及数量的增加，发生缺血性心血管病的风险亦显著增加。

4 心血管病社区防治

（1）心血管病社区防治工作概况：1969年阜外医院在首都钢铁公司开展的CVD人群防治是中国第一个人群防治工作的典范，控制高血压可降低50%的脑卒中风险。40多年来，CVD社区防治已逐步由点及面地向政府主导的多部门合作、全社会参与的综合防治方向发展。

（2）上海闵行区高血压社区防治信息化管理模式

闵行区通过医改模式的创新，在高血压等慢性病防治成绩卓著。从2006年起，闵行区卫生局开始建立以电子健康档案（EHR）为核心的区域性卫生信息化管理平台，2007年搭建了“三位一体的慢性病综合防治体系”。通过信息联通、资源共享和规范高血压管理流程，实现了对社区高血压患者的科学和高效管理。目前管理高血压患者超过20万，比2007年增加了1倍多。高血压档案全部实现电子信息化管理，规范管理率达98%。血压控制率显著上升，高血压管理人群的脑卒中与心肌梗死发病率显著低于非管理高血压人群。

2011年10月在闵行区莘庄社区卫生服务中心建立“上海市高血压研究所–莘庄社区卫生服务中心高血压社区防治研究基地”。自2012年起， 逐步开发血压自动测量、直接传输系统和管理平台。通过现代通讯技术，从血压测量、数据采集、传输、到进入管理系统和平台，全部实现自动化和无缝衔接，保证了血压测量的准确性、可靠性和真实性。目前，在莘庄社区卫生服务中心及下属的所有服务点，已实现诊室血压的自动测量、并直接传输到医生工作台及患者本人的EHR。用于家庭血压测量的遥测血压计已配置到闵行各个社区卫生服务中心。

5 心脑血管病医疗与费用

自1980年以来，中国医院心脑血管病和糖尿病患者的出院人次数就在不断增加。尤其是2000年以后，呈现加速上升的趋势；相应地，心脑血管病住院总费用也在快速增加，2004年至今，年均增长速度远高于GDP增速。而这种增长主要来自住院服务需求的增长，以及不合理用药占比长期居高不下。

（1）心脑血管病出院人数及变化趋势

2014年中国医院心脑血管病患者出院总人次数为1 793.86万人次，占同期出院总人次数的12.75%；其中，心血管病占6.63%，脑血管病占6.12%。心脑血管病患者出院人次数中，以缺血性心脏病和脑梗死为主，其比重分别为36.53%和29.66%；其余依次为高血压、颅内出血和风湿性心脏病。另，2013年糖尿病出院人次数为320.44万人次。

1980～2014年间，中国心脑血管病患者出院人次数年均增速为10.10%，快于同期出院总人次数的年均增速（6.33%）。心脑血管病中年均增速排位为脑梗死（12.30%）、IHD（11.74%）、颅内出血（9.76%）、AMI（8.12%）、高血压（8.06%）、高血压性心脏病和肾脏病（5.82%）。另，1980～2014年间，糖尿病年均增速为14.18%。

（2）心脑血管病住院费用

2014年心血管疾病的住院费用中，AMI为133.75亿元，颅内出血为207.07亿元，脑梗死为470.35亿元。自2004年以来，年均增长速度分别为32.02%、18.90%和24.96%。

2014年AMI的次均住院费用为24 706.0元，颅内出血为15 929.7元，脑梗死为8 841.4元。自2004年以来，年均增长速度分别为8.72%、6.63%和2.81%。

第一部分　心血管病患病与死亡情况

1.1　心血管病患病情况

2015年6月30日国务院新闻办发布《中国居民营养与慢性病状况报告（2015年）》[1]：中国18岁及以上居民高血压患病率为25.2%，根据2010年第六次全国人口普查数据，测算中国高血压患病人数为2.7亿。

1.2　心血管病死亡情况

1.2.1　心血管病死亡率[2,3]

2014年CVD死亡率仍居首位，高于肿瘤及其他疾病。图1-2-1，1-2-2。农村CVD死亡率从2009年起超过并持续高于城市水平。图1-2-3。

2014年农村CVD死亡率为295.63/10万，其中心脏病死亡率为143.72/10万，脑血管病死亡率为151.91/10万（脑出血74.51/10万，脑梗死45.30/10万）；城市CVD死亡率为261.99/10万，其中心脏病死亡率为136.21/10万，脑血管病死亡率为125.78/10万（脑出血52.25/10万，脑梗死41.99/10万）。

[1]《2015中国居民营养与慢性病状况报告》正式发布. http://www.labagd.com/Item/14257.aspx.

[2] 中华人民共和国卫生部.中国卫生统计年鉴2009-2012. 北京:中国协和医科大学出版社.

[3] 国家卫生和计划生育委员会.中国卫生和计划生育统计年鉴2015.北京:中国协和医科大学出版社.

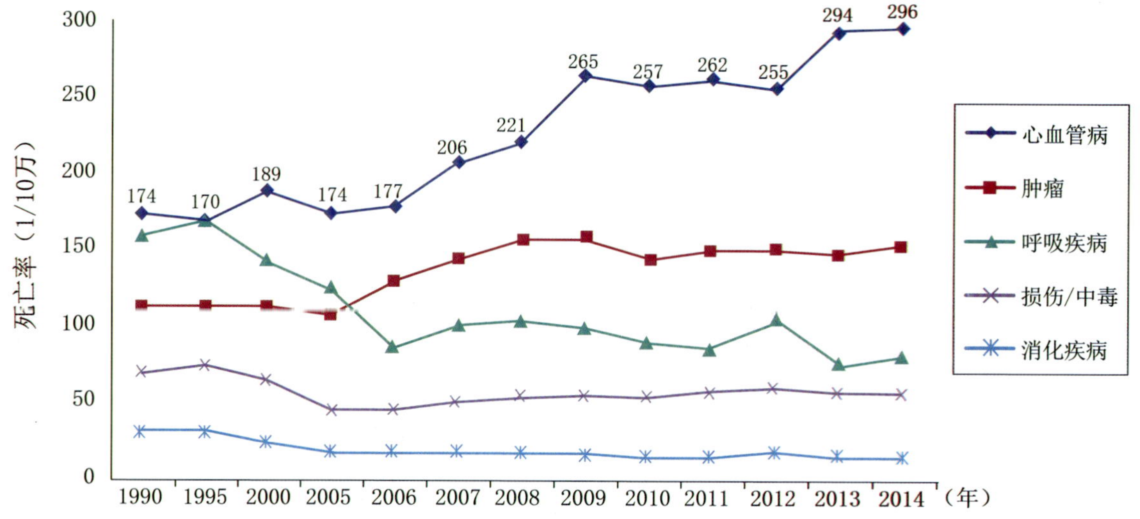

图1-2-1 1990～2014年中国农村居民主要疾病死亡率变化

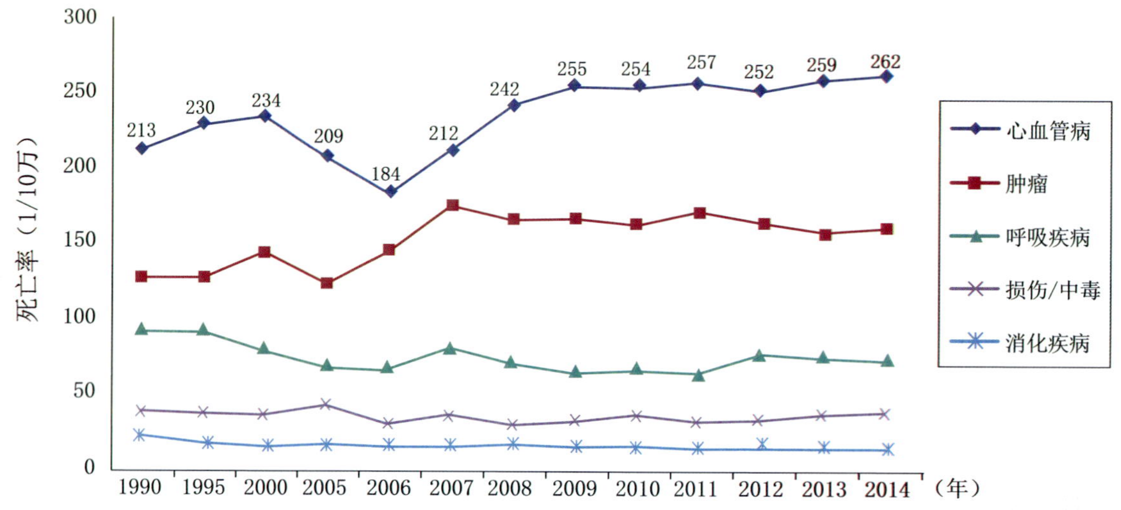

图1-2-2 1990～2014年中国城市居民主要疾病死亡率变化

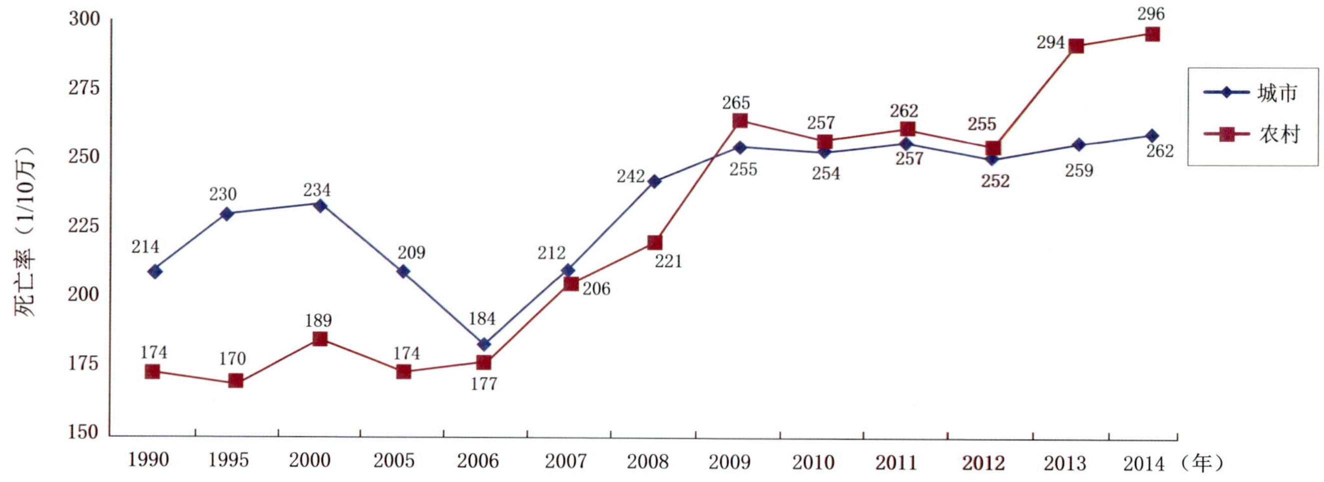

图1-2-3 1990～2014年中国城乡居民心血管病死亡率变化

1.2.2 心血管病占死因构成比[1]

城乡居民疾病死亡构成比中，CVD占首位。2014年农村、城市CVD分别占死因的44.60%和42.51%（图1-2-4，1-2-5）。每5例死亡中就有2例死于CVD。

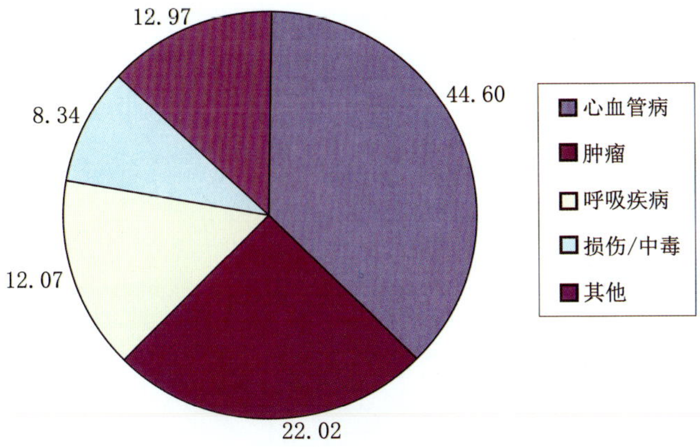

图1-2-4 2014年中国农村居民主要疾病死因构成比（%）

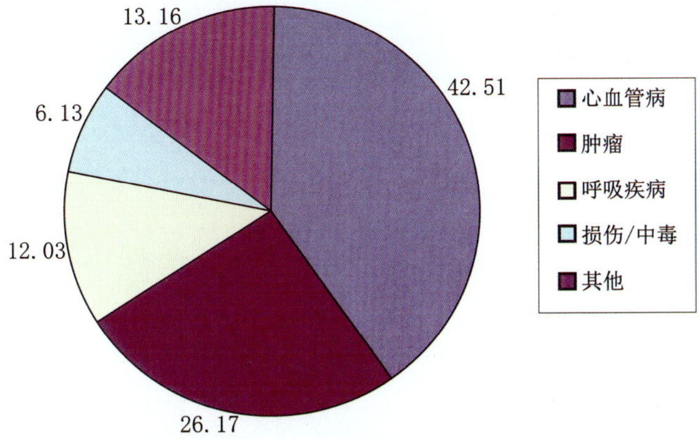

图1-2-5 2014年中国城市居民主要疾病死因构成比（%）

1.2.3 中国心血管病疾病负担的研究[2]

中国CDC采用全球疾病负担2013（GBD 2013）的研究方法，系统分析了所有可及的中国分省份人口学和流行病学数据，结果显示，1990年，中国有16个省的首要死因是下呼吸道感染或早产并发症，有15个省为脑血管疾病，2个特区（香港和澳门）是IHD。至2013年，中国的首要死因有27个省是脑血管疾病，5个省是IHD，香港是肺癌。同1990年相比，2013年常见的慢性非传染性疾病，包括IHD、脑卒中、慢性阻塞性肺疾病和恶性肿瘤（肝癌、胃

[1] 国家卫生和计划生育委员会.中国卫生和计划生育统计年鉴2015.北京:中国协和医科大学出版社.

[2] Zhou MG, Wang HD, Zhu J, et al. Cause-specific mortality for 240 causes in China during 1990–2013: a systematic subnational analysis for the Global Burden of Disease Study 2013. Lancet,Published Online October 26, 2015.

癌、肺癌）等，对寿命损失年的影响更大。

1990年，中国年龄标化的CVD死亡率为389.93/10万人，2013年则为307.18/10万人，降幅达到21%。其中，风湿性心脏病死亡下降71.2%，脑血管病死亡下降20.9%，高血压性心脏病死亡下降41.3%；IHD死亡增加2.6%，外周血管病死亡增加91.9%。脑血管病是中国男性和女性的首位死因，其中，缺血性卒中上升了28.8%，而出血性卒中则下降了37.7%。IHD死亡率在男性中上升，在女性中下降。由于高血压治疗和控制的改善，CVD相关治疗可及性加强，出现这样的结果并不意外。

值得注意的是，由于中国人口的老龄化等因素影响，尽管年龄标化的CVD死亡率下降，但CVD死亡的绝对数字仍在快速上升，2013年较1990年增加了46%。其中，IHD死亡人数增加了90.9%，脑血管病死亡人数增加了47.7%。

脑血管病死亡率与人均收入成反比，最贫穷的省份死亡率最高（云南除外）。IHD年龄标化死亡率男女均为浙江最低，黑龙江最高。虽然死因顺位与全死因死亡率没有直接关系，但是IHD北方到南方的地域等级差异相对清晰，北方死亡率明显高于南方。

表1-2-1　2013年较1990年中国心血管死亡数和年龄标化的心血管死亡率的变化

	所有年龄死亡数（例）			年龄标化死亡率（1/10万）		
	1990	2013	变化（%）	1990	2013	变化（%）
风湿性心脏病	145 306 (115 228～175 059)	72 912 (55 330 - 90 955)	－49.9 (－57.6～41.6) *	19.77 (15.75～23.84)	5.71 (4.32～7.08)	－71.2 (－75.4～66.6) *
缺血性心脏病	745 373 (663 800～874 909)	1 394 366 (1 061 479～1 563 778)	90.9 (42.7～116.3) *	115.40 (102.60～135.21)	115.89 (88.02～129.32)	2.6 (－23.5～14.9)
脑血管病	1 306 055 (1 191 711～1 436 929)	1 920 688 (1 715 666～2 196 207)	47.7 (30.0～66.2) *	199.66 (182.68～219.55)	157.29 (141.92～180.13)	－20.9 (－29.9～11.5) *
缺血性卒中	317 792 (274 000～410 202)	735 976 (554 471～849 199)	143.3 (51.5～183.0) *	51.58 (44.64～66.86)	62.87 (47.07～72.15)	28.8 (－21.1～48.3)
出血性卒中	988 263 (869 269～1 100 203)	1 184 712 (1 024 961～1 462 700)	17.9 (1.8～47.5) *	148.08 (130.44～164.09)	94.42 (81.60～117.82)	－37.7 (－45.7～20.4) *
高血压性心脏病	211 202 (148 674～253 262)	238 764 (171 528～284 851)	12.4 (－5.6～45.9)	34.67 (24.55～41.32)	20.47 (14.66～24.36)	－41.3 (－50.5～25.4) *
心肌病与心肌炎	9 338 (7 465～16 701)	26 674 (18 939～30 905)	231.3 (24.4～284.7) *	1.06 (0.84～1.91)	2.13 (1.53～2.44)	138.9 (－12.2～171.3)
房颤和房扑	407 (328～479)	1 021 (892～1 229)	148.8 (102.2～228.8) *	0.07 (0.06～0.08)	0.09 (0.08～0.11)	26.4 (2.5～69.0) *
主动脉瘤	5 063 (3 819～6 402)	10 184 (8349～12 210)	100.7 (63.5～161.7) *	0.70 (0.53～0.88)	0.78 (0.64～0.93)	11.5 (－7.8～41.8)
外周血管病	327 (252～416)	1 209 (1 052～1 425)	276.0 (171.0～403.3) *	0.05 (0.04～0.07)	0.10 (0.09～0.12)	91.9 (39.9～153.3) *
心内膜炎	2 293 (1 592～3 421)	2 901 (2 151～3 560)	29.2 (－18.5～96.0)	0.29 (0.20～0.43)	0.23 (0.17～0.28)	－18.5 (－46.9～22.5)
其他心血管和循环系统疾病	131 531 (79 721～150 682)	55 051 (46 220～84 473)	－59.9 (－66.3～2.4)	18.27 (10.68～20.96)	4.49 (3.80～6.80)	－76.6 (－80.1～－38.3) *
合计	2 556 894 (2 363 659～2 753 189)	3 723 770 (3 345 960～4 017 408)	46.0 (29.9～60.9) *	389.93 (363.14～417.59)	307.18 (278.20～329.23)	－21.0 (－29.2～－13.8) *

*有统计学意义($p<0.05$)

第二部分　心血管病危险因素

2.1　高血压

• 中国高血压疾病负担

高血压是最常见的慢性非传染性疾病，引起心、脑、肾等脏器的并发症。2010年中国因高血压死亡共计204.3万例，占全部死亡的24.6%，其中男性115.4万例，女性88.9万例[1]。据2013年统计，中国卫生总费用为31 869亿元，其中高血压直接经济负担占6.61%[2]。

2.1.1　原发性高血压

2.1.1.1　高血压患病率

在过去的50多年里，于1958～1959、1979～1980、1991和2002年共进行过4次全国范围内的高血压抽样调查[3]，中国15岁以上人群高血压患病率分别为5.1%、7.7%、13.6%和17.6%，呈上升趋势。

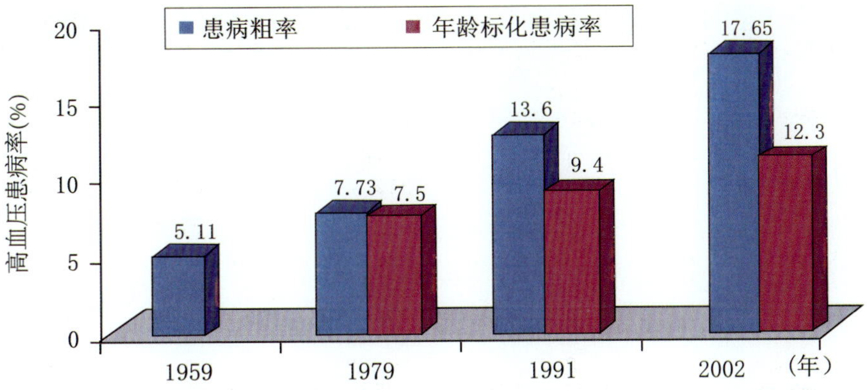

图2-1-1　中国四次高血压调查15岁以上人群高血压患病率

[1] 刘明波,李镒冲,刘世炜等. 2010年中国人群高血压疾病负担[J]. 中华流行病学杂志,2014（6）:65-68.

[2] 国家卫生和计划生育委员会.中国卫生和计划生育统计年鉴2015.中国协和医科大学出版社.

[3] 李立明,饶克勤,孔灵芝等.中国居民营养与健康状况调查[J]. 中华流行病学杂志,2005（07）:478-484.

地处西北农村的汉中分别于1982、1998、2004和2010年对35～64岁成年人进行了4次高血压患病率的横断面调查，结果显示[1]，高血压患病率呈明显上升趋势，图2-1-2。

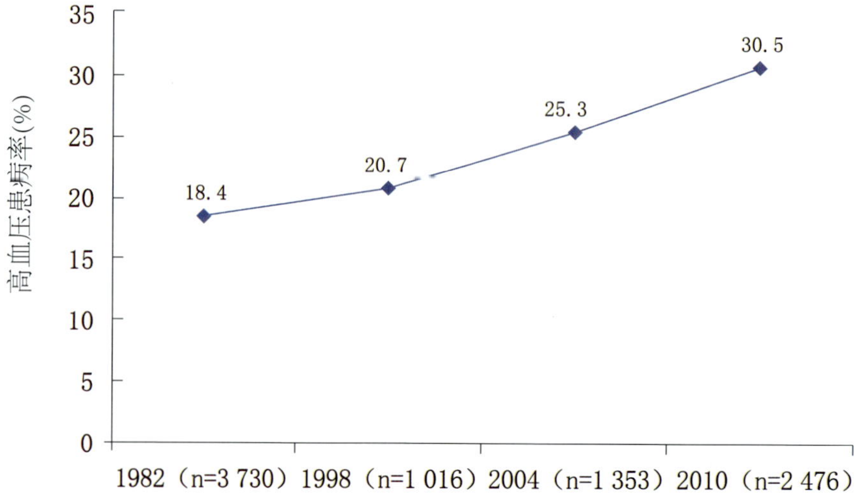

图2-1-2　西北农村地区1982～2010年高血压患病率变化趋势

《中国居民营养与慢性病状况报告 2015》发布资料显示，2012年中国18岁及以上成人高血压患病率为25.2%[2]。根据2010年第六次全国人口普查数据，测算中国高血压患者为2.7亿。

2.1.1.2　高血压发病率

- 辽宁省农村地区高血压发病率

从2004～2006年到2008年对辽宁农村24 360名35岁以上非高血压者进行了平均28个月的随访，结果显示[3]，29.6%的男性和23.4%的女性发展为高血压。经年龄调整后，男性的发病率高于女性（12.75/100人年 vs 10.04/100人年）。表2-1-1。

[1] Zhao Y, Yan H, Marshall R J, et al. Trends in population blood pressure and prevalence, awareness, treatment, and control of hypertension among middle-aged and older adults in a rural area of Northwest China from 1982 to 2010[J]. PLoS One,2013,8（4）:e61779

[2] 《2015中国居民营养与慢性病状况报告》正式发布. http://www.labagd.com/Item/14257.aspx

[3] Sun Z Q, Zheng L Q, Detrano R, et al. Incidence and predictors of hypertension among rural Chinese adults: results from Liaoning Province[J]. Annals of family medicine,2010,8（1）:19-24.

表2-1-1 辽宁农村地区不同性别年龄别高血压发病率（1/100人年）

年龄（岁）	男性（95%CI）	女性（95%CI）
35～44	9.52（9.01～10.04）	6.78（6.36～7.23）
45～54	13.80（13.08～14.54）	10.74（10.09～11.42）
55～64	16.27（15.23～17.35）	14.45（13.41～15.53）
>65	18.57（17.05～20.17）	17.95（16.37～19.61）

另有研究对10 525名40岁以上非高血压者从1991～2000年进行了平均8.2年的随访[1]，28.9%的男性和26.9%的女性发展为高血压。图2-1-3。

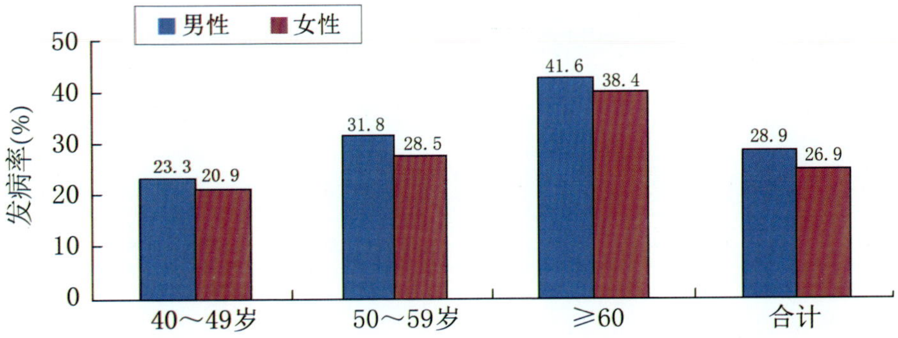

图2-1-3 不同性别和基线年龄8年高血压累积发病率

2.1.1.3 血压正常高值的患病率

1991～2009年间中国营养与健康研究（CHNS）在九省分别于1991、1993、1997、2000、2004、2006和2009年对18岁及以上成人进行了7次横断面调查，结果显示[2]，血压正常高值的患病率从1991年的29.4%增加到2009年的38.7%，呈明显上升趋势。表2-1-2。

[1] Gu D, Wildman R P, Wu X, et al. Incidence and predictors of hypertension over 8 years among Chinese men and women[J]. J Hypertens,2007,25（3）:517-523.

[2] Xi B, Liang Y, Reilly K H, et al. Trends in prevalence, awareness, treatment, and control of hypertension among Chinese adults 1991–2009[J]. International Journal of Cardiology,2012,158（2）:326-329.

表2-1-2 1991～2009年成人血压正常高值患病率的变化

年龄（岁）	1991		1993		1997		2000		2004		2006		2009	
	N	%	N	%	N	%	N	%	N	%	N	%	N	%
18~39	4 517	26.8	3 953	31.2	3 788	36.2	3 869	37.3	2 841	41.7	2 551	41.4	2 202	37.8
40~59	2 657	33.6	2 712	37.4	3 192	39.0	3 796	41.5	3 962	42.6	4 175	43.7	3 868	42.8
≥60	1 252	30.3	1 240	32.4	1 529	33.0	1 804	3 401	2 044	32.0	2 254	33.8	2 433	33.5

近年来，各地也陆续开展了一些地区性血压正常高值患病率的调查。不同地区的结果有较大的差别，部分调查结果汇总见表2-1-3。

表2-1-3 不同地区人群血压正常高值患病率

地区	调查时间	年龄（岁）	样本数	患病率（%）	男/女患病率（%）
浙江省[1]	2010	≥18	17 437	34.39	38.57/30.70
山东省[2]	2011	18-69	15 350	37.1	—
广东省顺德区[3]	2011～2013	≥35	5 362	38.6	43.5/32.2
东北农村地区[4]	2013	≥35	11 576	33.7	35.1/32.5

2.1.1.4 单纯收缩期高血压（ISH）

2007～2010新疆14 618名35岁及以上人群的调查结果显示[5]，ISH的患病率为11.95%，女性高于男性（12.92% vs 10.84%）；随着年龄的增高，ISH的患病率也呈明显的上升趋势。

2010年1月至2012年12月采用随机整群抽样的方法对新疆乌鲁木齐不同民族60岁以上的3 416名老年人进行了ISH的患病率调查[6]，结果见表2-1-4。

[1] Fei F R, Ye Z, Cong L M, et al. Prevalence and risk factors of pre-hypertension among adults of Zhejiang province. Zhonghua Liu Xing Bing Xue Za Zhi,2013,34（4):311-315.

[2] Chu J, Wang L, Xu A, et al. [Analysis on prevalence states and associated factors of hypertension and prehypertension among adults in Shandong province]. Zhonghua Yu Fang Yi Xue Za Zhi,2014,48（1):12-17.

[3] Huang Y, Qiu W, Liu C, et al. Prevalence and risk factors associated with prehypertension in Shunde District, southern China. BMJ Open,2014,4（11):e6551.

[4] Li Z,Guo X, Zheng L, et al. Prehypertension in rural northeastern China: results from the northeast China rural cardiovascular health study. J Clin Hypertens （Greenwich),2014,16（9):664-670.

[5] Liu F, Ma Y T, Yang Y N, et al. The prevalence of isolated systolic hypertension in adult populations from the Han, Uygur and Kazakh ethnic groups in Xinjiang, China. Blood Press,2014,23（3):154-159.

[6] 阿合买提江依力米努尔,艾尼瓦尔米黑热古丽. 乌鲁木齐市不同民族老年ISH患病率及危险因素分析[J]. 中国循证心血管医学杂志,2013（5):500-502.

表2-1-4 不同民族、性别老年人群ISH患病率（%）

	汉族（n=1 435）	维吾尔族（n=1 040）	哈萨克族（n=482）
男性	165（23.11）	137（24.16）	54（19.71）
女性	232（32.18）	123（26.00）	43（20.67）
合计	397（27.67）	260（25.00）	97（20.13）

2.1.1.6 高血压的知晓率、治疗率、控制率

1991～2009年间CHNS对9省18岁及以上人群进行的7次横断面调查，统计了人群高血压知晓率、治疗率和控制率的变化[1]。整体来看，高血压的知晓率、治疗率、控制率呈上升趋势，但依旧处于较低水平。图2-1-4。

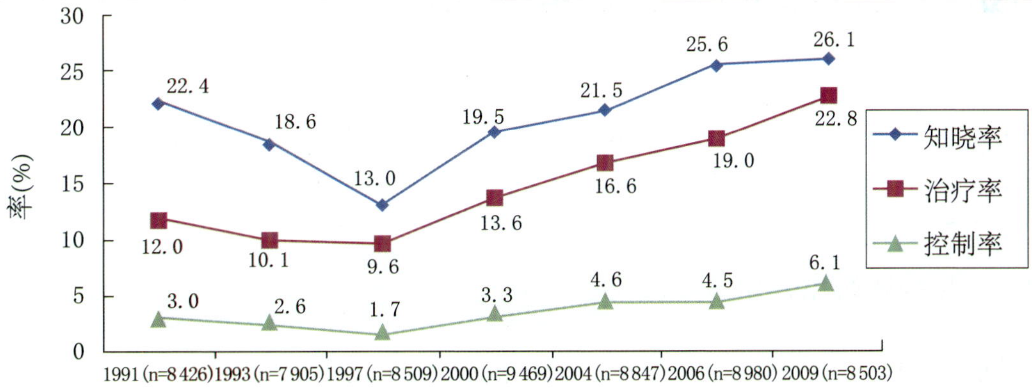

图2-1-4 1991～2009九省人群的高血压知晓率、治疗率和控制率

2.1.1.7 高血压的危险因素

- 精神紧张与高血压

一项荟萃分析[2]收集了截至2014年11月的13个符合要求的横断面研究，共151 389名研究对象；另有8个前瞻性研究的80 146例研究对象，分析结果显示精神紧张者患高血压的风险分别是正常人群的1.18倍（95%CI 1.02～1.37）和1.55倍（95%CI 1.24～1.94）。

[1] Xi B, Liang Y, Reilly K H, et al. Trends in prevalence, awareness, treatment, and control of hypertension among Chinese adults 1991–2009[J]. International Journal of Cardiology,2012,158（2）:326-329.

[2] Pan Y, Cai W, Cheng Q,et al. Association between anxiety and hypertension: a systematic review and meta-analysis of epidemiological studies[J]. Neuropsychiatric Disease and Treatment,2015,11,1121-1130.

• 饮酒与高血压

开滦研究从2006年6月开始，对32 389名男性煤矿工人经过4年的随访[1]，发现每天的饮酒量为0克，1～24克，25～49克，50～99克，100～149克和≥150克者高血压累计发生率分别为25.03%，28.82%，30.10%，37.07%，40.14%和42.49%。调整了年龄、体力活动、吸烟情况、工作类型、食盐摄入量、BMI、高胆固醇家族史和糖尿病后，随着饮酒量的增加，高血压的发生风险逐渐增加。

• 食盐摄入与高血压

2008年1月至6月对上海长宁区35～91岁19 519名研究对象的调查结果显示[2]，以摄盐量6g/d～12g/d为参照，<6g/d组和>12g/d组发生高血压的风险分别为0.888（95%CI 0.832～0.947）和1.117（95%CI 1.1016～1.227）。

• 肥胖与高血压

一项前瞻性研究从1992～2002年随访了10年，共收集基线无高血压者2 115例的完整数据，结果显示[3]10年高血压累积发病率为34.8%，调整了年龄、吸烟史、饮酒史和体育锻炼后，10年高血压累积发病率随基线 BMI水平的增高而上升。表2-1-5。

表2-1-5 基线BMI水平与10年高血压发病风险的关系

BMI（kg/m^2）	男性	女性	合计
	OR（95%CI）	OR（95%CI）	OR（95%CI）
<24	—	—	—
24～<28	1.605（1.193～2.159）	2.043（1.561～2.673）	1.849（1.516～2.256）
≥28	3.632（2.058～6.408）	3.664（2.419～5.549）	3.569（2.559～4.977）

上海市一项研究收集了2008～2011年15 158名35～74岁居民的数据，分析结果显示[4]：随着高血压危险因素（超重与中心性肥胖、家族遗传史、不适量饮酒、吸烟、血脂异常和高血糖）聚集数目的增加，年龄调整的高血压患病风险增加。表2-1-6。

[1] Peng M, Wu S, Jiang X, et al. Long-term alcohol consumption is an independent risk factor of hypertension development in northern China: evidence from Kailuan study[J]. J Hypertens,2013,31（12）:2342-2347.

[2] 张煜,张维,王姣锋等. 上海市长宁区社区人群原发性高血压患病现况及危险因素的调查[J]. 老年医学与保健,2012,18（1）:19-22.

[3] 孙佳艺,赵冬,王薇等. 体重指数对10年累积高血压发病危险的预测作用[J]. 中华流行病学杂志,2009,30（5）:435-438.

[4] 王耕,李立明,胡永华等. 上海市社区人群高血压危险因素聚集与患病关系的研究[J]. 中华流行病学杂志,2013,34（4）:307-310.

表2-1-6 危险因素聚集数目与高血压患病的关联

危险因素聚集数目	男性			女性		
	患病率（%）	OR值（95%CI）	P值	患病率（%）	OR值（95%CI）	P值
0		1.000	—	10.7（128/1 196）	1.000	—
1	24.8（294/1185）	3.157（2.152～4.630）	<0.001	26.9（784/2 915）	2.917（2.374～3.585）	<0.001
2	39.2（707/1804）	6.428（4.435～9.319）	<0.001	47.4（1 375/2 900）	6.499（5.307～7.959）	<0.001
3	52.5（922/1755）	11.797（8.135～17.105）	<0.001	69.9（1 029/1 473）	15.717（12.609～19.591）	<0.001
4	63.4（581/916）	19.723（13.414～29.000）	<0.001	83.1（222/267）	31.719（21.744～46.270）	<0.001
≥5	73.3（269/367）	33.051（21.449～50.930）	<0.001	—	—	—

2.1.2 继发性高血压

继发性高血压约占高血压的10%，中青年常见。继发性高血压的常见原因包括肾实质性疾病、肾动脉狭窄，原发性醛固酮增多症、皮质醇增多症等内分泌系统疾病以及OSAHS等[1]。

新疆维吾尔自治区人民医院1997～2005年住院的4 642例高血压患者的资料显示[2]，继发性高血压占14.76%；在青年中所占的比列最大，为21.9%；老年人中所占的比例最小为9.85%。

广西大学附属柳州市人民医院2007年1月至2010年12月住院的3 207例高血压患者中，有继发性高血压患者351例，男性111例，女性240例，男女比例0.46:1。其中首位原因为肾性高血压，其次为OSAHS，之后依次为原发性醛固酮增多症、甲状腺功能亢进、嗜铬细胞瘤、皮质醇增多症和主动脉狭窄[3]。

2.1.3 儿童高血压

2.1.3.1 儿童高血压流行趋势与分布特征

（1）儿童高血压现状及变化趋势

2010年全国学生体质调研（n=19万，7～17岁，汉族）显示：学龄儿童高血压患病率为

[1] 王继光,李利华. 高血压（3）继发性高血压的鉴别诊断和治疗（续2）[J]. 中国循环杂志,2012,27（2）:85-86.

[2] 李南方,王磊,周克明等. 新疆维吾尔自治区人民医院住院高血压患者病因构成特点[J]. 中华心血管病杂志,2007,35（9）:865-868.

[3] 易秋艳,张林潮. 柳州市高血压病因流行病学调查[J]. 中华临床医师杂志（电子版）,2011,05（20）:6102-6105.

14.5%（男生16.1%，女生12.9%），呈现随年龄上升趋势[1]（P< 0.001）。图2-1-5。

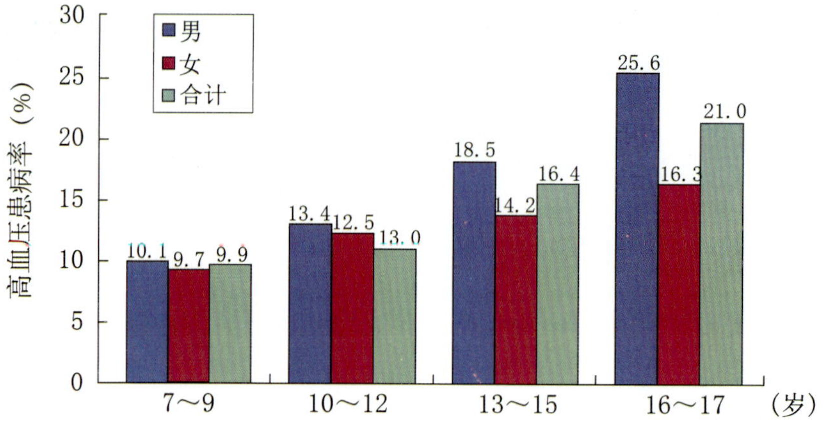

图2-1-5 2010年中国不同年龄段儿童青少年的高血压患病率

CHNS调查结果显示：儿童高血压患病率从1991年的7.1%持续上升到2009年的13.8%[2,3]年均上升率为0.47%。图2-1-6。

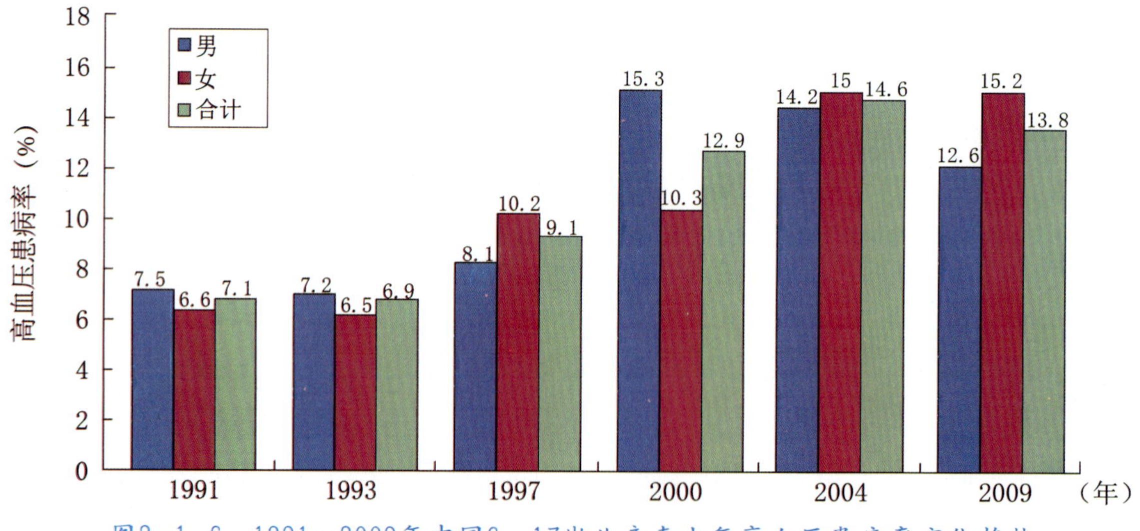

图2-1-6 1991～2009年中国6～17岁儿童青少年高血压患病率变化趋势

注：（1）1991~2004年数据来自Liang等的研究，2009年数据来自Xi等的报告；（2）上述研究均采用一个时点的筛查策略及《中国高血压防治指南》（2010年修订版）标准诊断。

[1] Dong B, Ma J, Wang HJ, et al. The association of overweight and obesity with blood pressure among Chinese children and adolescents. Biomedical and environmental sciences : BES, 2013, 26（6）: 437-444.

[2] Liang YJ, Xi B, Hu YH, et al. Trends in blood pressure and hypertension among Chinese children and adolescents: China Health and Nutrition Surveys 1991-2004. Blood Pressure,2011, 20:45-53.

[3] Xi B, Liang Y, Mi J. Hypertension trends in Chinese children in the national surveys, 1993 to 2009. International Journal of Cardiology,2013,165（3）: 577-579.

（2）不同地区儿童高血压的流行现状

中国大陆不同地区儿童高血压的患病率波动在3.1%～23.3%，表2-1-7。

表2-1-7　不同地区和人群特征儿童的高血压患病率

调查地区	调查时间（年）	民族	年龄（岁）	DBP	样本量（人）	患病率*（%）
河南[1]	2009	汉	6-18	K5	11 571	7.3
湖南[2]	2009	汉	12-17	K4	88 947	3.1
上海[3]	2009	汉	7-20	K4	78 114	11.2
广西[4]	2009	汉族	6-18	K4	7 893	6.6
新疆[5]	2009	哈萨克族	7-14	K4	2 438	5.6
山东[6]	2010	汉	7-17	K5	38 860	23.3
陕西[7]	2010	汉	7-18	K5	66 593	6.2
北京[8]†	2010	汉	3-18	K4	6 692	18.2→5.1→3.1

注：*采用听诊法，利用《中国高血压防治指南》（2010年修订版）标准对儿童高血压诊断；†非同日三次血压测量

2.1.3.2　儿童高血压的影响因素

（1）超重与肥胖

上海市78 114（男51.3%）名学龄儿童血压与体重关联分析结果[3]显示：儿童高血压患病

[1] 曹佳利,胡艳丽,许峰等.11 571名中小学生高血压分布趋势及相关因素的流行病学研究.中国医药指南, 2011,09（31): 290-292.

[2] Cao ZQ, Zhu LP, Zhang T, et al. Blood Pressure and obesity among adolescents: a school-based Population study in China. American Journal of Hypertension, 2012, 25（5): 576-582.

[3] Lu X, Shi P, Luo CY, et al. Prevalence of hypertension in overweight and obese children from a large school-based population in Shanghai, China. BMC Public Health, 2013,11;13:24.

[4] 罗静芬,陈少科,范歆等.广西南宁儿童青少年高血压现状及其与肥胖关系的研究.中国当代儿科杂志, 2014,16（10):1040-1044.

[5] 徐永杰,李敏,徐佩茹等.新疆伊犁地区哈萨克族7-14岁儿童肥胖指标与血压相关性分析.中华流行病学杂志,2012,8 （33): 774-778.

[6] Zhang Y, Sun G, Zhao J, et al. Monitoring of blood pressure among children and adolescents in a coastal province in China: results of a 2010 survey. Asia-Pacific Journal of Public Health, 2012.doi: 10.1177/1010539512444777.

[7] 申存毅,张瑞娟,陈燕莉等.西安市城区中小学生肥胖与高血压状况.中国学校卫生,2012,05: 588-589.

[8] Meng LH, Liang YJ, Liu JT, et al. Prevalence and risk factors of hypertension based on repeated measurements in Chinese children and adolescents. Blood Pressure, 2013, 22（1): 59-64.

率不仅随BMI评估的肥胖程度增加而升高（趋势检验P<0.0001），也随腹型肥胖程度增加而上升（趋势检验P<0.0001）。图2-1-7。

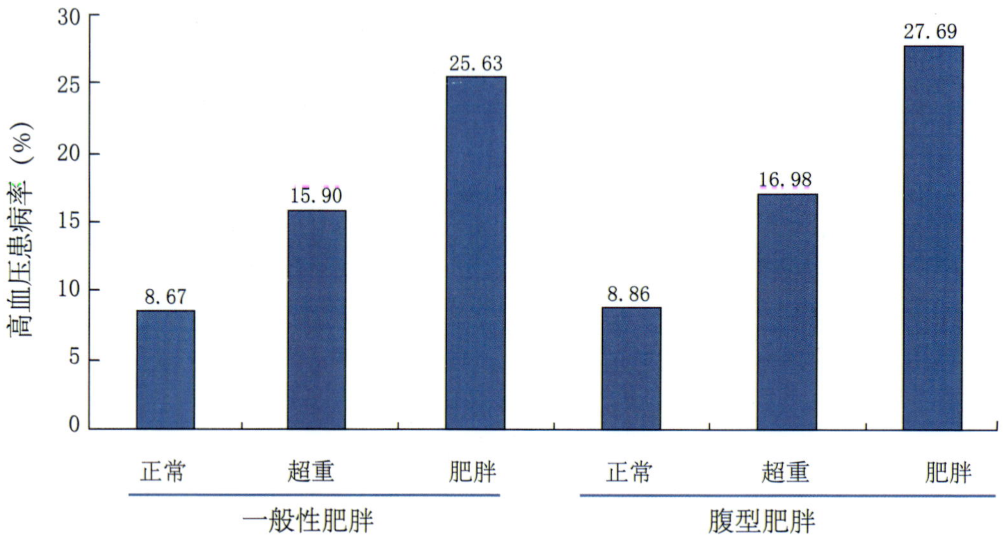

图2-1-7 不同体重状态儿童的高血压患病率

注：一般性肥胖：以BMI为评价指标，采用中国肥胖问题工作组（WGOC）推荐的BMI标准；
腹型肥胖：以腰围为评价指标，采用中国儿童青少年腰围正常值 P75和 P90分别定义超重、肥胖。

广州市对7 203名（6～8岁，男53.0%）儿童基线的体重状态与随访4年的高血压发病率进行分析，结果表明，儿童4年累积高血压发病率随BMI升高而增加，调整年龄、性别和基线血压水平等因素后，超重、肥胖儿童的高血压发病率分别是正常体重儿童的1.31倍（95%CI 1.18, 1.46）和1.82倍（95%CI 1.63, 2.08）[1]。图2-1-8。

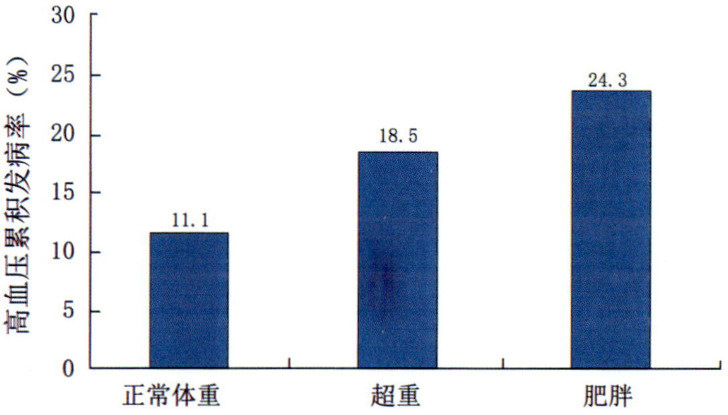

图2-1-8 基线不同体重状态儿童4年累积高血压发病率

[1] Wang J, Zhu Y, Jing J, et al. Relationship of BMI to the incidence of hypertension: a 4 years' cohort study among children in Guangzhou 2007-2011. BMC Public Health, 2015, 15（1）:782.

（2）血糖和脂代谢异常

2009年，对中国六城市8 898名7～13岁儿童开展血压调查，结果显示：调整性别、年龄、BMI等因素后，高TG、高血糖、代谢综合征、高胰岛素抵抗指数（HOMR–IR）组儿童发生高血压的风险分别是正常儿童的1.4倍（95%CI 1.0～2.0）、1.5倍（95%CI 0.9～2.5）、2.8倍（95%CI 1.5～5.4）和1.6倍（95%CI 1.4～2.0）[1]。

（3）胎儿、生后早期营养和发育因素

出生体重与儿童期、成年期高血压　台湾学者对1992～2000年参加年度体检的81 538名（男37.3%）6～18岁儿童的血压和出生体重（通过出生登记系统获得）进行关联分析，发现：调整混杂因素后，出生体重<2 600克组儿童高血压患病风险是出生体重为3 000克～3 542克组儿童的1.16倍（95%CI 1.04～1.29）[2]。

对1948～1954年在北京协和医院出生的628名（41～47岁，男49.2%）成年人进行随访研究发现[3,4]：调整分娩年龄、孕周、子代成年BMI等因素后，成人期血压水平与出生体重、出生体重指数[Ponderal Index （PI）=出生体重/出生身长^3（千克/m³）]分别呈现独立负相关关联（$P<0.05$）；出生体重每增加1千克，成人期SBP和DBP分别下降3.0 mmHg和1.9 mmHg；出生时消瘦（PI<24千克/m³）同时成年BMI处于最高四分位组的人群，成人期高血压（SBP/DBP≥160/95mmHg或有高血压病史）的患病率高达34.4%；而出生时PI≥28千克/m³并成年BMI在最低四分位组人群未出现高血压患者，说明出生消瘦、成年肥胖分别是高血压的独立危险因素，两者交互作用显著增加罹患高血压的风险。

生命早期营养不良环境与成人期高血压　2002年中国居民营养与健康调查（CNNHS）对7 874名在胎儿期及生后早期暴露于三年大饥荒（1959～1961年）人群（38～50岁）的血压进行分析：调整年龄、性别、社会经济状况、生活方式、饮食因素和家族高血压史等因素后发现，在饥荒严重地区，生命早期经历饥荒的人群高血压患病风险是对照组的1.74～2.22倍[5]。图2-1-9。

---

[1] Xu H, Hu X, Zhang Q, et al. The Association of Hypertension with Obesity and Metabolic Abnormalities among Chinese Children. International Journal of Hypertension, 2011; 2011: 987159. doi: 10.4061/2011/987159.

[2] Wei JN, Li HY, Sung FC, et al. Birth weight correlates differently with cardiovascular risk factors in youth. Obesity （Silver Spring）,2007;15（6）:1609-1616.

[3] 米杰,张孔来.出生消瘦与成人期高血压的关系.中国公共卫生学报,1998,04:34-35.

[4] Mi J, Law C, Zhang KL, et al. Effects of infant birthweight and maternal body mass index in pregnancy on components of the insulin resistance syndrome in China. Ann Intern Med, 2000; 132（4）:253-260.

[5] Li Y, Jaddoe VW, Qi L, et al. Exposure to the Chinese famine in early life and the risk of hypertension in adulthood. Journal of hypertension, 2011;29（6）:1085-1092.

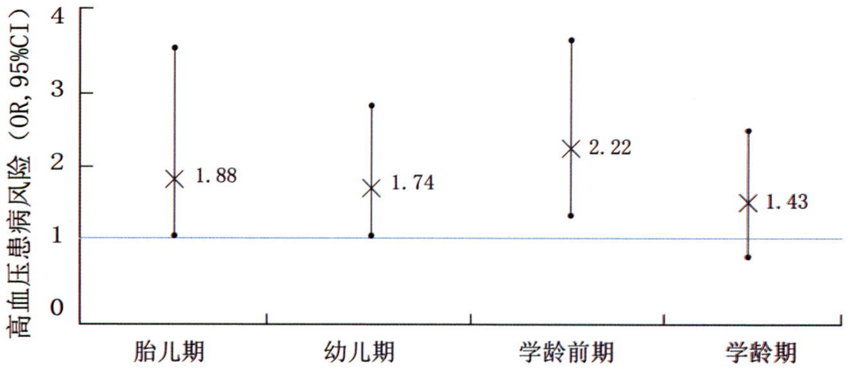

图2-1-9 生命早期不同阶段暴露于“大饥荒”人群成年后（中年）高血压的患病风险

注：（1）高血压诊断采用美国JNC6标准；（2）“大饥荒”时期为1959～1961年；（3）对照组指出生于1962年10月1日至1964年9月30日期间的人群；胎儿期暴露 指出生于1959年10月1日至1961年9月30日期间的人群，幼儿期暴露组指出生于1956年10月1日至1958年9月30日的人群，学龄前期暴露组指出生于1954年10月1日至1956年9月30日期间的人群，学龄期暴露组指出生于1952年10月1日至1954年9月30日期间的人群。

（4）盐敏感

陕西汉中儿童高血压队列随机抽取基线310名（6～15岁，男56.5%）儿童进行盐敏感检测，经过18年的随访研究（随访率71.9%）发现，儿童期盐敏感人群在成年早期（24～33岁）的血压水平显著高于非敏感人群（$P< 0.05$），且其罹患高血压（SBP≥140 mmHg）的风险是非敏感人群的2.34倍（95%CI 1.04～5.25）[1]。

（5）睡眠

对2010年全国学生体质与健康调查中处于青春期前后（男11～17岁，女9～17岁）的中小学生（123 919人，男42.4%）的血压水平与睡眠时间进行关联分析，以男首次遗精、女月经初潮作为青春期启动的标志。结果显示：在青春期未启动前，睡眠不足组高血压患病率高于睡眠充足组（$P<0.01$）[2]。图2-1-10。

[1] Mu J, Zheng S, Lian Q, et al. Evolution of blood pressure from adolescents to youth in salt sensitivities: a 18-year follow-up study in Hanzhong children cohort. Nutrition Journal, 2012, 11: 70.

[2] 董彬,王海俊,马军.中国9-17岁青春期学生睡眠时间与血压关系的研究.中华预防医学杂志, 2013, 47（8）: 718-725.

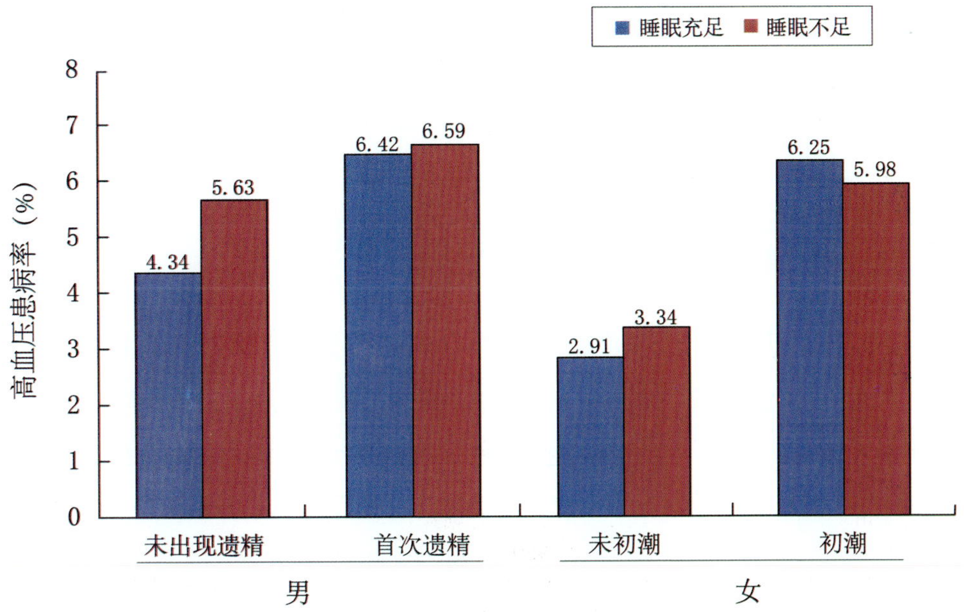

图2-1-10　青少年睡眠时间与高血压患病率（%）

注：（1）高血压根据《2010年中国学生体质与健康调研报告》城乡合并男、女生收缩压、舒张压的P95界值判定；（2）"睡眠充足"定义为7～12岁学生睡眠时间≥9h、13～15岁学生睡眠时间≥8h、16～18岁学生睡眠时间≥7h；其余定义为"睡眠不足"。

2.1.3.3　儿童期血压负荷对成年心血管亚临床病变的作用

北京儿童高血压队列研究（BBS）对1 259名6～18岁儿童进行了24年的随访研究（随访率51.6%）发现：控制年龄、性别、成人身高和BMI等因素后，基线被诊断为高血压的儿童较血压正常儿童在成年后更易罹患高血压并发生心血管重构，其高血压及心血管重构风险分别是血压正常儿童的2.1倍和1.5倍，且风险随着年龄组上升而升高[1]，表2-1-8。

表2-1-8　儿童期血压对成年后高血压及心血管重构的影响（%）

成年期	低年龄组（6～12岁）			高年龄组（13～18岁）		
	血压正常	高血压	OR（95%CI）	血压正常	高血压	OR（95%CI）
高血压	8.6	18.9	1.9（1.1～3.5）	11.6	24.0	2.5（1.4～4.4）
心血管重构	40.1	50.7	1.4（0.9～2.0）	40.4	57.4	1.6（1.1～2.4）

注：（1）儿童期高血压采用以基线人群血压为参考，SBP/DBP ≥ P_{80}进行诊断；（2）成人期高血压采用SBP/DBP≥140/90 mmHg；（3）心血管重构定义为包括下述至少1项：颈–股动脉脉搏波传导速度（cfPWV）≥P_{80}，颈动脉内膜中层厚度（cIMT）≥P_{80}或合并斑块，左心室质量指数（LVMI）≥P_{80}。

[1] Liang Y, Hou D, Shan X, et al. Cardiovascular remodeling relates to elevated childhood blood pressure: Beijing Blood Pressure Cohort Study. International Journal of cardiology. 2014;177（3）:836-839.

汉中儿童高血压队列结果显示：儿童期高血压组的成年血流介导的肱动脉舒张功能（FMD）及动脉弹性指数（C2）低于儿童期血压正常组（FMD：0.103±0.004mm vs 0.117±0.05mm, $P<0.05$；C2：12.93±3.31ml/mmHg×10 vs 15.21±4.11ml/mmHg×10, $P<0.01$）[1]。

2.1.3.4 儿童继发性高血压

儿童继发性高血压的调查主要来自医院。北京儿童医院和吉林大学白求恩第一医院分别对2003～2007年和2002～2012年期间以出院诊断为“高血压”的病历进行回顾性分析[2,3]，继发性高血压占住院儿童高血压的一半以上，且年龄低于原发性高血压。表2-1-9。继发性高血压儿童的病因始终以肾源性疾病为首，而药物性高血压近年成为第二位病因（18.3%）。表2-1-10。

表2-1-9 住院儿童高血压的分型和年龄

调查地区	高血压分型构成（n, %）		患病年龄（$\bar{x}\pm s$, 岁）	
	原发性高血压	继发性高血压	原发性	继发性
北京	146（48.0）	158（52.0）	12.3±3.1	9.1±4.6
吉林	50（24.6）	153（75.4）	11.8±3.2	10.2±4.0

表2-1-10 儿童继发性高血压的病因顺位

病因顺位	北京儿童医院（%）	吉林大学白求恩第一医院（%）
1	肾源性疾病（39.9）	肾源性疾病（49.0）
2	内分泌系统疾病（29.8）	药物性高血压（18.3）
3	心血管系统疾病（13.9）	心血管系统疾病（16.3）
4	中枢系统疾病（8.2）	内分泌系统疾病（5.2）
5	其他（压力，感染，先天异常）（8.2）	中枢神经系统疾病（4.6）
6	——	其他（6.5）

[1] 牟建军,刘志全.青少年心血管病危险因素识别研究—陕西儿童高血压队列.中华心血管病杂志,2008,36（增刊）115-116.
[2] 刘冲,杜忠东,李霞等.住院儿童高血压的病因分析及鉴别诊断.首都医科大学学报,2010,31（2）：187-191.
[3] 张德磊,翟淑波,王晶华等. 203例高血压患儿的临床分析.中国实验诊断学, 2013, 12: 2238 -2240.

2.2 吸烟

2.2.1 吸烟流行状况

2.2.1.1 吸烟状况

自1984年以来，中国男性吸烟率一直属于世界上最高的人群之一（表2-2-1）。1996～2002年间，男性吸烟率高达60%以上。2010年覆盖中国28省人群的全球成人烟草调查（GATS）—中国项目调查结果：中国15岁及以上男性现在吸烟率52.9%；女性现在吸烟率为2.4%（表2-2-1，图2-2-1，图2-2-2）。使用2010年人口普查数据对现在吸烟率进行年龄标化后发现，1996年～2002年标化现在吸烟率平均每年下降0.87%，2002年～2010年，标化现在吸烟率年均下降幅度为0.08% [1,2,3,4]。图2-2-3。

表2-2-1 中国15岁以上人群四次吸烟率调查结果的比较

调查时间	调查人数	年龄（岁）	男性吸烟率（%）	女性吸烟率（%）	男女合计（%）
1984	519 600	15~	61.0	7.0	33.9
1996	122 700	15~69	66.9	4.2	37.6
2002	16 056	15~69	66.0	3.1	35.8
2010	13 354	15~69	52.9	2.4	28.1

★注：四次调查，吸烟的定义有所差异：

- 1984全国吸烟抽样调查，“吸烟者”定义为：现在吸烟，平均每天吸烟1支以上，且连续1年以上。
- 1996年全国吸烟行为流行病学调查，“吸烟者”的定义：现在吸烟，连续或累计吸烟6个月及以上者。
- 2002年中国人群吸烟和被动吸烟状况调查，“吸烟者”的定义：现在吸烟，连续或累积吸烟达到100支及以上者。
- 2010年全球成人烟草调查（GATS）–中国项目，吸烟率指现在吸烟率，即调查时吸烟者所占的比例。

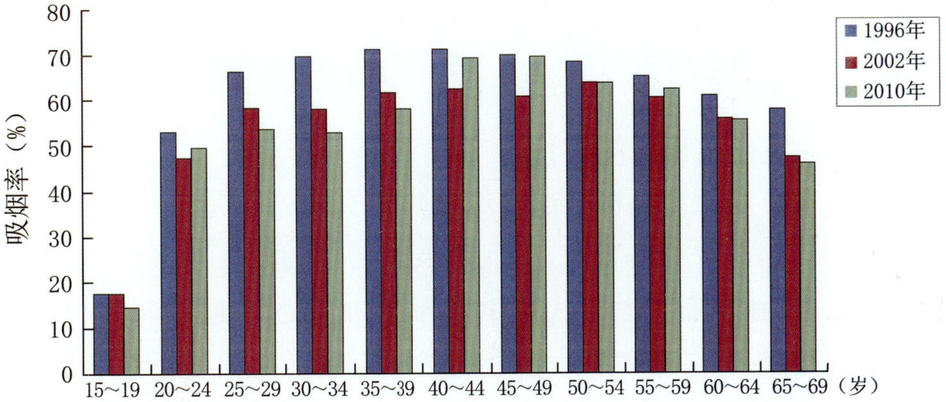

图2-2-1 中国15岁以上男性人群年龄别现在吸烟率变化

[1] 杨功焕. 中国人群2002年吸烟与被动吸烟的现状调查.中华流行病学杂志, 2005, 26（2）: 77-83.

[2] Yang GH, Fan LX, Tan J, et al. Smoking in China: Findings of the 1996 National Prevalence Survey. JAMA,1999 ,282（13）:1247-1253.

[3] 2010年全球成人烟草调查中国报告.杨功焕主编.—北京：中国三峡出版社，2011.11.

[4] Yang GH, Li Q, Jason Hsia. Prevalence of smoking in China in 2010. N Engl J Med,2011, 364; 25: 2469-2470.

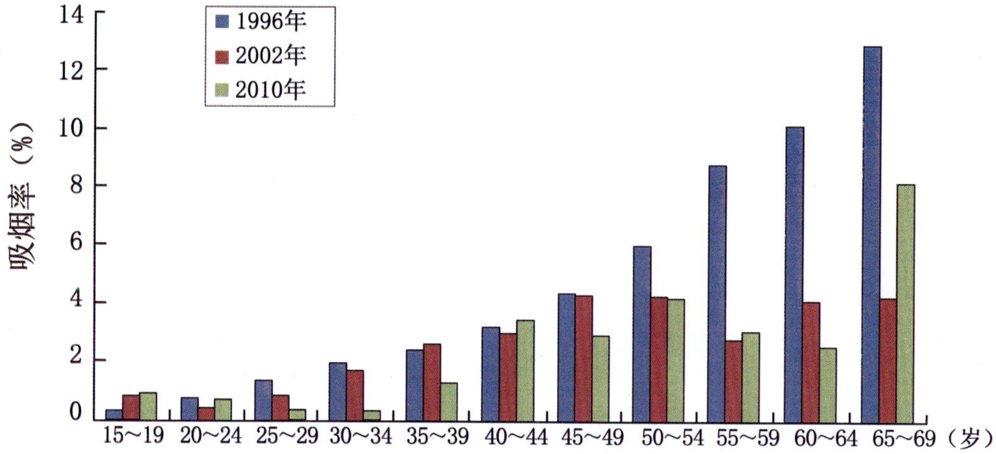

图2-2-2 中国15岁以上女性人群年龄别现在吸烟率变化

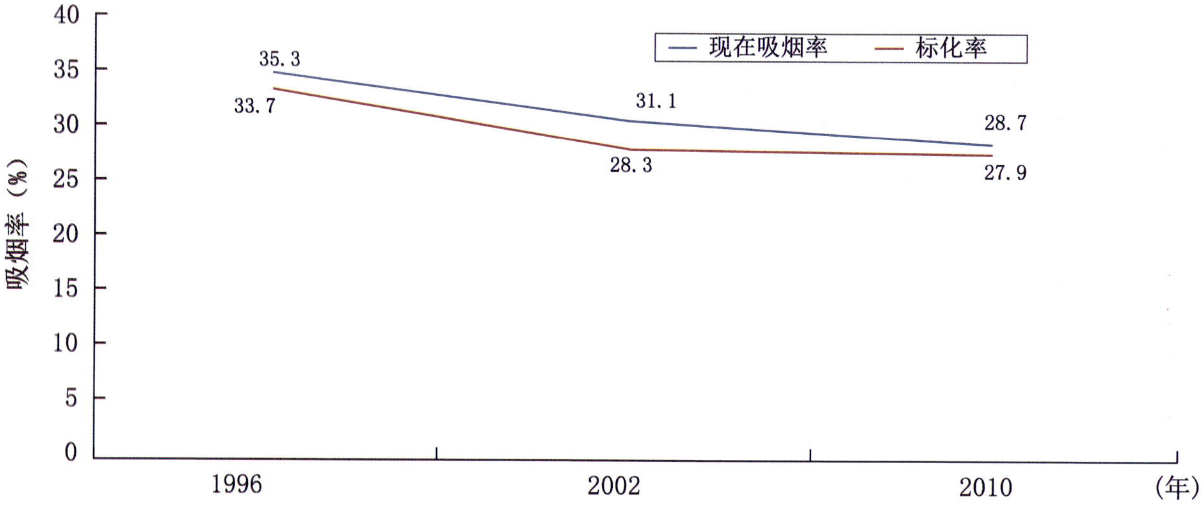

图2-2-3 15～69岁人群现在吸烟率变化趋势

- 中西部农村居民吸烟现状调查[1]

2010年采用多阶段分层随机抽样方法，对中西部农村居民进行吸烟、被动吸烟及戒烟现状调查。调查人群为山西、甘肃、青海、新疆4个省（自治区）中16个县84个行政村的5 486名15~69岁居民。结果：中西部农村居民吸烟率为20.9%，男性吸烟率为44.8%，女性吸烟率为2.0%；不同年龄、民族、文化程度、职业者的吸烟率差异有统计学意义（P＜0.001），50~55岁年龄组吸烟率最高（30.5%）；汉族吸烟率高于少数民族（27.7% vs 16.3%）；高中和中专文化吸烟率最高（28.2%）；牧业和非农业体力劳动者吸烟率高于从事农业劳动的农村居民（分别为33.3%、40.0%和24.6%）。

[1] 肖琳,姜垣,李强等. 中国中西部农村地区居民吸烟、被动吸烟及戒烟现状调查. 中华流行病学杂志,2013,34（2）: 676-680.

- 2012年18～59岁就业流动人口吸烟状况[1]

利用中国慢性病及其危险因素监测（2012）流动人口专题调查数据，并根据18～59岁就业流动人口分布状况选取170个调查县（区、团），按照6个职业分层，采用多阶段等额整群抽样方法，以面对面访谈方式收集18～59岁就业流动人群的吸烟信息。共纳入样本人群48 699人，现在吸烟率为32.5%（95%CI 32.0%～33.0%），男性（55.3%）显著高于女性（1.9%）。图2-2-4；建筑业男性人群现在吸烟率最高（58.6%），图2-2-5。现在吸烟者人均每日吸烟量为15.6支（男15.7支，女10.3支）；男性现在吸烟者人均每日吸烟量随年龄增加而上升，随文化程度提高而降低；建筑业人群人均每日吸烟量最高，为18.2支。每日吸烟者中日均吸烟量≥20支者的比例为47.1%，男性（47.6%）明显高于女性（21.9%），并随年龄增加及文化程度降低而升高，且以建筑业人群最高（60.4%）。吸烟者戒烟率低，成功戒烟的比例更低。吸烟者戒烟率为10.3%（男10.1%，女14.8%），且呈随吸烟者年龄增加而上升趋势，但不同文化程度和职业者戒烟率的差异均无统计学意义。戒烟者成功戒烟率为6.1%（男6.1%，女7.2%），并呈随吸烟者年龄增加而升高趋势。

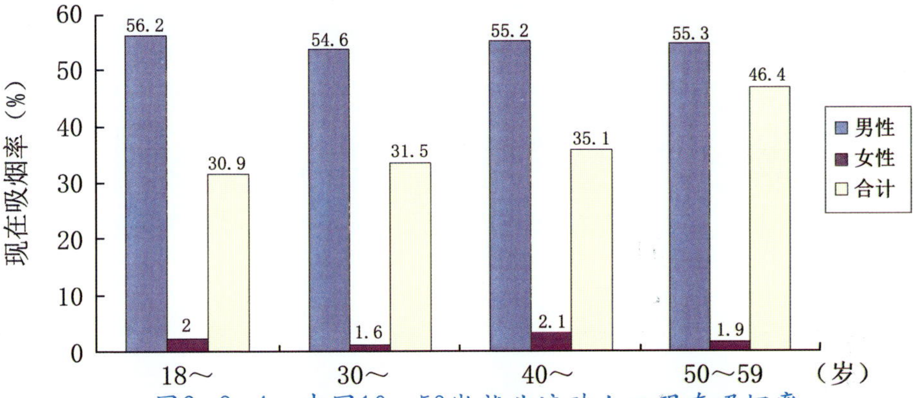

图2-2-4　中国18～59岁就业流动人口现在吸烟率

*现在吸烟率：指调查时吸烟的人所占的比例。

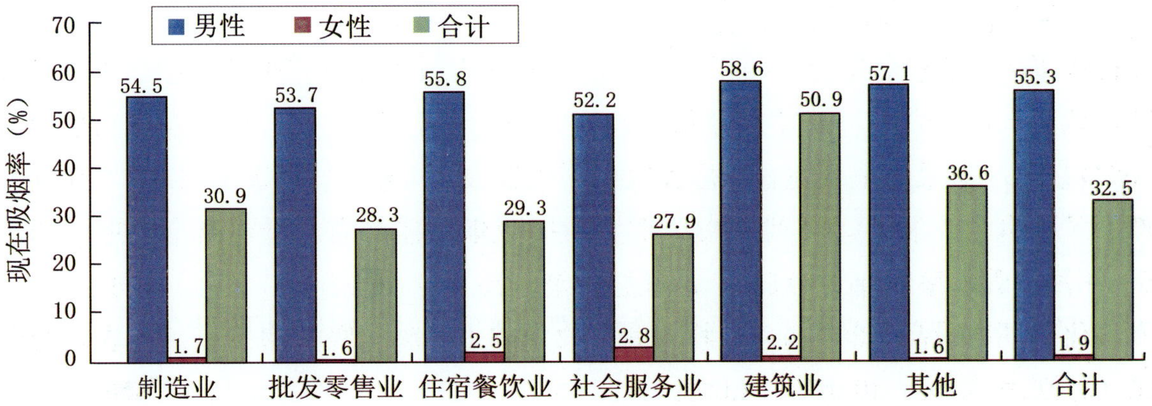

图2-2-5　中国18～59岁不同职业流动人口现在吸烟率

[1] 黄正京,王丽敏,张梅等. 中国2012年18-59岁就业流动人口吸烟状况分析. 中华流行病学杂志, 2014 35（11）: 1192-1197.

- 2002～2010年男性医生和教师的吸烟状况

1996年和2002年中国男性医师和教师的吸烟率均超过50%[1,2]。2010年GATS调查，15～69岁人群中，男性医务人员和教师的现在吸烟率分别为40%和36.5%，下降幅度较明显[3]。但中国仍是世界上男性医生吸烟率最高的国家之一[1,3,4]。

- 中国青少年吸烟状况

2005年全国调查发现，男、女生现在吸烟率分别为22.4%和3.9%。男生中，现在吸烟率随年龄增长而迅速升高[5]。2012年采用分层整群随机抽样方法在广州市6所高校的11 593名在校学生中开展的问卷调查结果：大学生在校吸烟率为6.1%（男 11.5%，女1.4%）[6]。一项关于12～17岁或初高中学生群体吸烟情况研究的文献荟萃分析总结了1981～2010年中国青少年吸烟流行状况，结果：20年间中学男生曾吸烟率波动在39.04%～46.03%窄范围内，中学女生曾吸烟率由1981～1985年的2.47%增长至2001～2005年的19.72%，图2-2-6。男生现在吸烟率（30天）在1981～1985年至1996～2000年间呈下降趋势，之后又逐渐增加；女生现在吸烟率呈增长趋势，图2-2-7。研究提示中国青少年男性的吸烟率处于高水平，青少年女性的吸烟率增长迅速[7]。

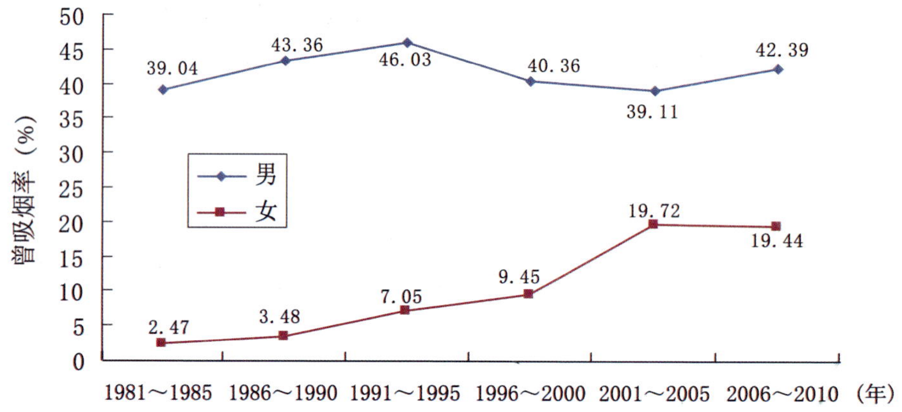

图2-2-6 中国12～17岁青少年曾吸烟率变化

[1] 杨功焕. 中国人群2002年吸烟与被动吸烟的现状调查.中华流行病学杂志, 2005, 26（2）: 77-83.
[2] Yang GH, Fan LX, Tan J, et al. Smoking in China: Findings of the 1996 National Prevalence Survey. JAMA,1999 ,282（13）:1247-1253.
[3] 2010年全球成人烟草调查中国报告.杨功焕主编.—北京：中国三峡出版社，2011.11.
[4] Yang GH, Li Q, Jason Hsia. Prevalence of smoking in China in 2010. N Engl J Med,2011, 364; 25: 2469-2470.
[5] 季成叶主编. 中国青少年健康现状/危险行为调查综合报告2005. 北京: 北京大学医学出版社, 2007.
[6] 许信红, 陈建伟, 孙爱. 广州市高校大学生烟草相关知识、态度及相关因素分析.中华预防医学杂志,2013,47（12）:1128-1131.
[7] Han J, Che XG. A Meta-analysis of cigareete smoking prevalence among adolescents in China:1981-2010. Int. J Environ. Res. Public Health,2015,12,4617-4630.

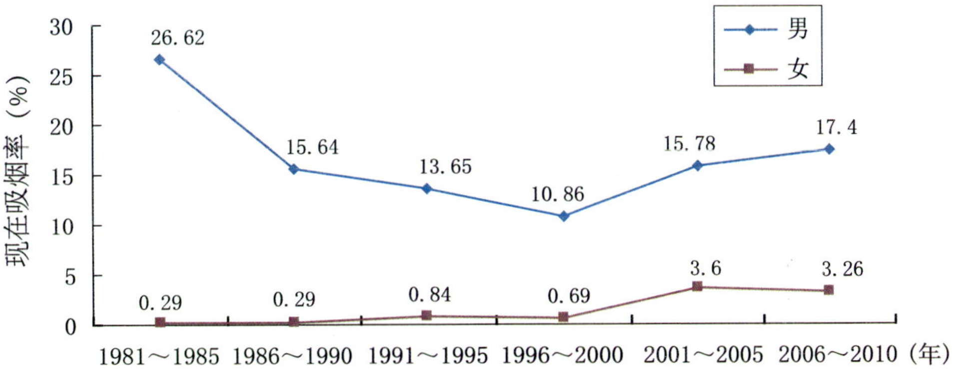

图2-2-7 中国12～17岁青少年现在吸烟率变化

中国青少年吸烟呈现低龄化倾向。2010年GATS调查[1]的数据显示：在曾吸过烟的男女生中，13岁时第一次吸完一整支烟的比例分别为55.9%和57.0%。20～34岁的现在吸烟者中，52.7%在20岁以前成为每日吸烟者。

- 青年女性吸烟状况[2]

2008年首次在中国6个省的11 095名14～24岁城乡高中或高校青年女性中开展吸烟状况调查，结果显示：该人群曾吸烟率为22%，现在吸烟率为3.2%，有意吸烟率为2.7%；以上各率均为农村高于城市。表2-2-2。

表2-2-2 中国城乡青年女性吸烟状况（2008年）

	合计（n=11 095）	城市女性（n=4 920）	农村女性（n=6 175）	P值
吸第一口烟年龄（岁）	12.7±4.3	12.3±4.3	13.0±4.3	
吸烟行为（%）				
曾吸烟率	20.1%	19.0%	22.0%	＜0.01
常吸烟率	1.7%	0.9%	2.4%	＜0.01
现在吸烟率	3.2%	1.9%	4.2%	＜0.01
想吸烟率	2.7%	1.7%	3.5%	＜0.01
从未吸烟率	79.3%	81.0%	78.0%	＜0.01

[1] 2010年全球成人烟草调查中国报告.杨功焕主编.—北京：中国三峡出版社，2011.11.

[2] Michael GH, Ma SJ, Xia W,et al. Smoking among rural and urban young women in China.Tobacco Control ,2010,19:13-18.

2.2.1.2 二手烟暴露状况

二手烟暴露（SHS），指不吸烟者在家中或工作场所暴露于他人吸烟时的烟草烟雾。2002年中国非吸烟者被动吸烟的比例高达51.9%，被动吸烟者5.4亿。2010年GATS调查采取了不同定义，SHS水平比例高，图2-2-8。据GATS调查数据估计，2010年共有7.38亿不吸烟的中国人遭受二手烟的危害[1]。

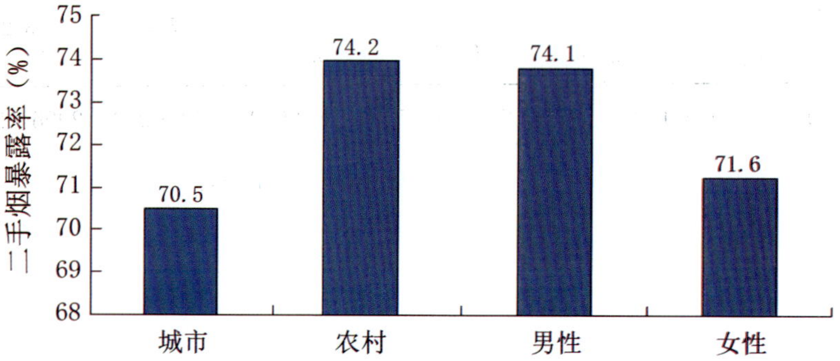

图2-2-8 2010年中国不同人群二手烟暴露率

*注：2010年GATS调查SHS问题："通常情况下，您一周接触二手烟的天数是多少？" SHS的定义：通常每周至少有1天曾暴露于燃着卷烟末端散发出的或吸烟者呼出的烟雾的不吸烟的成人。

• 农村地区儿童和成人家中SHS现状[2]

利用2008年中国农村入户调查（NRHS），对在中国青海（西北）、安徽（东部）、湖北（中部）、云南（西部）、江苏（东部）、重庆（西南）6省市农村地区的5 442名不吸烟者（包括1 456名儿童和3 986名成人）进行面对面调查。结果显示：儿童和不吸烟成人家中SHS率分别为68.0%和59.3%。多因素分析发现，父母文化水平低、低收入家庭的儿童SHS率高。19～34岁、教育水平低、低收入的单身女性家中SHS率高。青海省的儿童和女性人群二手烟暴露率最高。

• 2012年18～59岁就业流动人口SHS状况[3]

利用中国慢性病及其危险因素监测（2012）流动人口专题调查数据，分析18～59岁就业流动人口SHS状况，结果显示：18～59岁就业流动人口SHS比例为68.7％。不同文化程度和职业间存在明显差异（P<0.0001）。男性就业流动人口普遍存在吸烟行为，SHS率为

[1] 2010年全球成人烟草调查中国报告.杨功焕主编.—北京：中国三峡出版社，2011.11.

[2] Yao T, Sung HY, Mao Z, et al. Second hand smoke exposure at home in rural China. Cancer Causes Control, 2012, 23（01）:109-115.

[3] 黄正京,王丽敏,张梅等. 中国2012年18-59岁就业流动人口吸烟状况分析. 中华流行病学杂志, 2014 35(11）: 1192-1197.

76.4%，以建筑业流动人口最为突出。图2-2-9，图2-2-10。

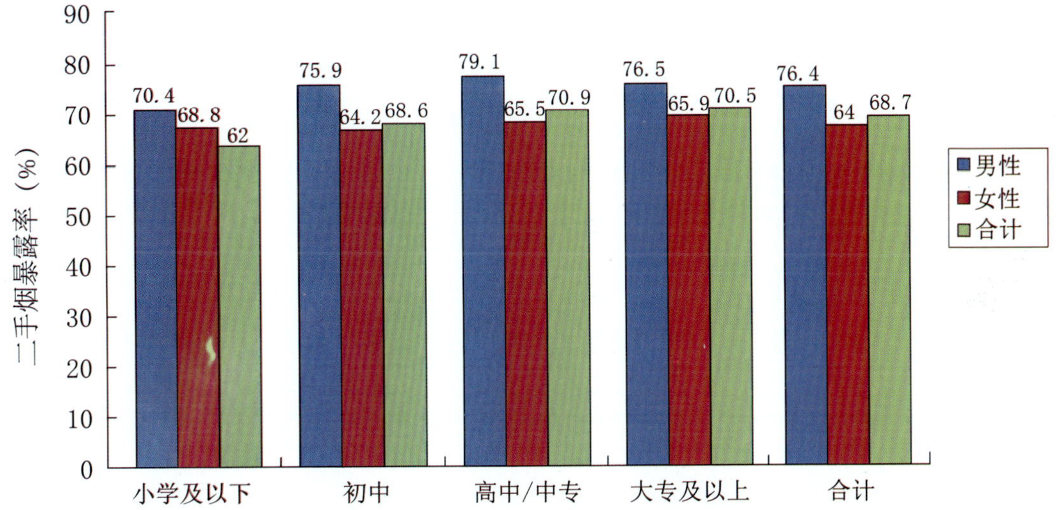

图2-2-9　18～59岁不同文化程度非吸烟的就业流动人口二手烟暴露率

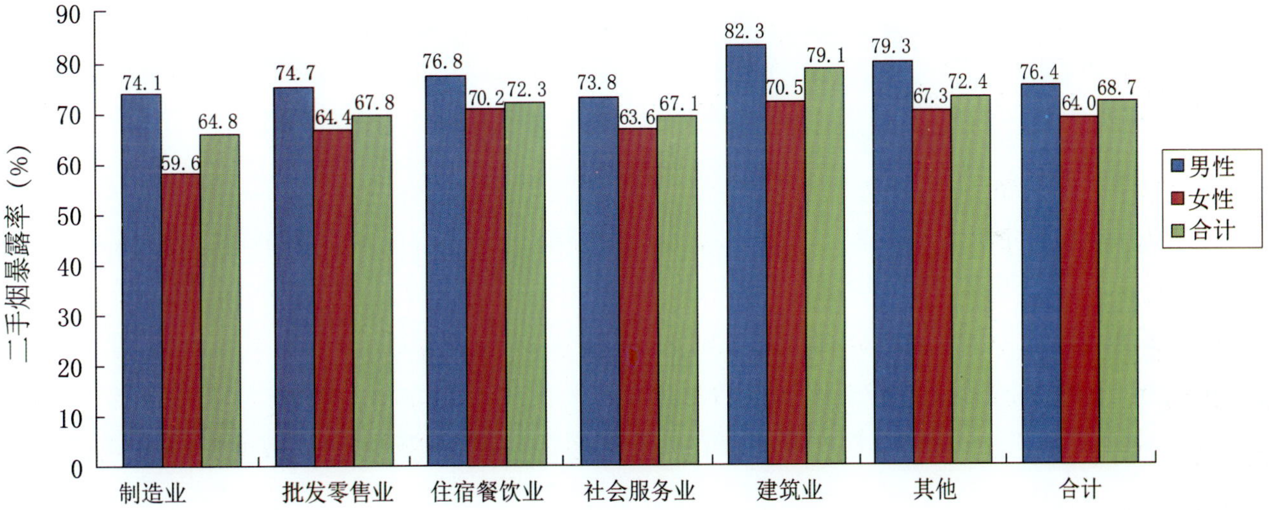

图2-2-10　18～59岁不同职业非吸烟的就业流动人口二手烟暴露率

2.2.2　戒烟

近年来中国15岁以上人群的戒烟率略有上升：从1996年的9.42%上升到2002年的11.5%，2010年继续上升至16.9%，戒烟人数增加了1 500万人。2010年GATS中国项目调查显示16.1%的现在吸烟者打算在未来12个月内戒烟[1]。2002年以来，不打算戒烟者的比例没有

[1] 2010年全球成人烟草调查中国报告.杨功焕主编.—北京：中国三峡出版社，2011.11.

变化（2002年为44%，2010年为44.9%），高复吸率未得到改观，复吸比例在1996年为10.5%，2002年为32.5%，2010年为33.1 %[1,2,3]。2010年，中国中西部四省（区）农村地区15~69岁居民的戒烟率低，仅为1.9%[4]。一项中国人群多中心前瞻性研究表明，在平均9.5年随访中，研究对象的戒烟率很低，男性为7.2%，女性为1.5%[5]。

戒烟干预

- 北京市实施控烟条例[6]

《北京市控制吸烟条例》于2015年6月1日起正式实施。这是一个与国际接轨，也是最为严格的控制吸烟的法规，明确规定室内全面禁烟，禁止烟草广告、促销、赞助，还强化了对控烟责任人的约束。条例规定，公共场所、工作场所的室内区域及公共交通工具内禁止吸烟；幼儿园、中小学校、文物保护单位、体育场、儿童医院的室外区域也禁止吸烟。违者将被处以个人最高200元人民币、单位最高1万元的罚款。

调查显示，96%的市民支持室内公共场所全面禁烟。此项控烟条例的实施，将有力地推动全市控烟工作，并有望成为其他城市的控烟样板，其效果将于条例实施一段时间后予以评估。

2.2.3 吸烟与被动吸烟的危害

（1）前瞻性研究显示吸烟与被动吸烟是中国成年人死亡的主要可预防危险因素，中国人群吸烟者总死亡的相对危险度（RR）及人群归因死亡风险（PAR）分别是1.23（95%CI 1.18～1.27）和7.9%；男性RR 1.18（95%CI 1.13～1.23），PAR 10.0%；女性RR1.27（95%CI 1.19～1.34），PAR 3.5%[7]。

（2）上海城区40~74岁居民吸烟所致的全病因、癌症及慢性病死亡的人群归因危险（PAR）[8]

[1] 杨功焕. 中国人群2002年吸烟与被动吸烟的现状调查.中华流行病学杂志, 2005, 26（2）: 77-83.

[2] Yang GH, Fan LX, Tan J, et al. Smoking in China: Findings of the 1996 National Prevalence Survey. JAMA,1999 ,282（13）:1247-1253.

[3] 2010年全球成人烟草调查中国报告.杨功焕主编.—北京：中国三峡出版社，2011.11.

[4] 肖琳,姜垣,李强等. 中国中西部农村地区居民吸烟、被动吸烟及戒烟现状调查. 中华流行病学杂志,2013,34(2）: 676-680.

[5] L.A. Tse, X.H. Fang, w.Z. Wang, etc. Incidence of ischemic and heamorrhagic stroke the association with smoking and smoking cessation: A 10-year multicenter prospective study in China. Public Health, 2012,126: 960-966.

[6] http://www.sc.xinhuanet.com/content/2015-05/31/c_1115462765.htm.

[7] Gu D, Kelly TN, Wu X, etc. Mortality attributable to smoking in China. N Engl J Med, 2009, 360（2）:150-159.

[8] Wang YY , Zhang W, Li HL. Population attributable risks of cigarette smoking for deaths of all causes, all cancers and other chronic diseases among adults aged 40-74 years in urban Shanghai, China. Chin J Cancer Res,2015,27（1）: 59–65.

SMHS（上海男性健康研究）、SWHS（上海女性健康研究）分别纳入1997～2000年上海40～74岁男性城市居民61 480人和2002～2006年女性城市居民74 941名进行基线调查，应答率分别为74.0%和 92.3%。采用COX比例风险回归模型估计死亡相对危险（RRs），表2-2-3。利用烟草暴露率和预测的RRs估算PARs及其95%可信区间。结果发现：研究人群中23.9%的男性死亡和2.4%的女性死亡由吸烟造成。男性中，呼吸道疾病的PARP值最高（37.5%），其次是癌症（31.3%）和CVD（24.1%）。女性呼吸道疾病、癌症和CVD的PARPs分别为1.1%, 1.1%和4.0%，表2-2-4。结论：在上海城区，如果采取禁烟可以防止23.9%的男性死亡和2.4%的女性死亡。强力倡导有效的控烟项目以减少吸烟相关死亡负担。

表2–2–3　SMHS与SWHS研究吸烟与全死因、癌症、肺癌、CVD或呼吸系统疾病的相关性

性别	死因	RR1（95%CI）*	RR2（95%CI）**
男性	全死因	1.76（1.64～1.90）	1.54（1.43～1.67）
	癌症	2.02（1.79～2.28）	1.77（1.56～2.01）
	肺癌	5.50（4.09～7.40）	4.43（3.27～6.01）
	CVD	1.75（1.55～1.98）	1.56（1.37～1.78）
	呼吸系统疾病	2.52（1.87～3.40）	2.05（1.50～2.80）
	糖尿病	1.54（1.09～2.19）	1.40（0.97～2.02）
女性	全死因	1.61（1.44～1.79）	1.45（1.30～1.62）
	癌症	1.30（1.06～1.58）	1.24（1.02～1.52）
	肺癌	2.69（1.96～3.68）	2.54（1.83～3.52）
	CVD	1.87（1.57～2.22）	1.67（1.41～1.99）
	呼吸系统疾病	3.93（2.63～5.86）	3.10（2.05～4.68）
	糖尿病	1.38（0.91～2.10）	1.15（0.75～1.75）

*,经年龄调整；**, 经年龄、BMI、教育水平、家庭年人均收入、曾饮酒、过去5年内规律体育锻炼调整。

表2–2–4　SMHS与SWHS研究全死因、癌症、肺癌、CVD或呼吸系统疾病吸烟人群归因危险度

性别	死因	PAR1（95%CI）	PAR2（95%CI）
男性	全死因	0.295（0.259～0.330)	0.239（0.194～0.283)
	癌症	0.366（0.311～0.419)	0.313（0.246～0.377)
	肺癌	0.723（0.644～0.786)	0.684（0.582～0.765)
	CVD	0.288（0.228～0.347)	0.241（0.167～0.312)
	呼吸系统疾病	0.444（0.314～0.557)	0.375（0.215～0.516)
	糖尿病	0.210（0.023～0.382)	0.170（-0.032～0.359)

表2-2-4 SMHS与SWHS研究全死因、癌症、肺癌、CVD或呼吸系统疾病吸烟人群归因危险度 （续表）

性别	死因	PAR1（95% CI）	PAR2（95% CI）
女性	全死因	0.030（0.022～0.038）	0.024（0.016～0.032）
	癌症	0.014（0.003～0.024）	0.011（0.000～0.023）
	肺癌	0.068（0.035～0.100）	0.065（0.024～0.107）
	CVD	0.048（0.032～0.064）	0.040（0.024～0.056）
	呼吸系统疾病	0.024（-0.006～0.054）	0.011（-0.019～0.042）
	糖尿病	0.140（0.075～0.205）	0.127（0.061～0.193）

注：PAR1: 经年龄调整；PAR2: 经年龄、BMI、教育水平、家庭年人均收入、曾饮酒、过去5年内规律体育锻炼调整。

• 吸烟增加缺血性和出血性卒中的发病危险[1]

利用1986～2000年间多中心前瞻性队列研究方法观察的26 607例平均随访9.5年的数据分析显示：中国男性现在吸烟者发生各型脑卒中的风险比HR为1.39（95%CI 1.15～1.67），且主要归因于缺血性卒中风险的增加［HR 1.49（95%CI 1.17～1.90）］。吸烟量超过15支/天、吸烟年限>25年的男性吸烟者，其总体卒中风险和缺血性卒中风险均显著增加。

2.3 血脂异常

2.3.1 成人血脂水平和血脂异常患病率

20世纪80年代至90年代，国际合作研究[2,3]显示，中国人群血清总胆固醇（TC）、低密度脂蛋白胆固醇（LDL-C）水平明显低于西方人群。国内多中心研究[4,5]显示，成人胆固醇水平和高胆固醇血症患病率存在明显地区差异。近30年来研究结果表明，中国人群血脂水平和

[1] Kelly TN, Gu D, Chen J,et al. Cigarette Smoking and Risk of Stroke in the Chinese Adult Population. Stroke, 2008,39（6）:1688-1693.

[2] Tao SC, Li YH, Xiao ZK, et al. Serum lipids and their correlates in Chinese urban and rural populations of Beijing and Guangzhou. Inter J Epidemiol,1992,21（5）:893-903.

[3] The WHO MONICA Project. Geographical variation in the major risk factors of coronary heart disease in men and women aged 35-64 years. World Health Statistics,1988,41(3/4）:115-140.

[4] 吴兆苏，姚崇华，赵冬等.中国多省市心血管病趋势及决定因素的人群监测（中国MONICA）中华心血管病杂志,1997,25(4）:255-259.

[5] Zhou BF, Zhang HY, Wu YF, et al.Ecological Analysis of the association between incidence and risk factors of coronary heart disease and stroke in Chinese populations.CVD Prevention,1998,1(3）:207-216.

血脂异常患病率逐渐增高；其中经济发达地区人群、中老年人群血脂异常患病率较高[1,2,3]。

2002年中国居民营养与健康状况调查（CNHS）[4]和2010年[5]中国慢性病监测研究分别报告了中国31省（市、自治区）≥18岁人群的血清TC、TG、HDL-C平均水平。与2002年相比，2010年男女TC、TG水平均明显增高。表2-3-1。

表2-3-1　中国31个省市、自治区≥18岁人群的平均血脂水平

调查时间（年）	研究项目	研究人群	样本量	性别	血脂均值（mmol/L）		
					TC	HDL-C	TG
2002	CNHS	31省，城市/农村，≥18岁	49 252	男	3.81	1.26	1.13
				女	3.82	1.33	1.05
2010	中国慢性病监测	31省，161个监测点，城市/农村，≥18岁	90 395	男	4.06	-	1.45
				女	4.03		1.21

注：表中数据为经复杂加权计算后数值。

2000～2001年亚洲心血管病国际合作研究（InterAsia）[2]和2007～2008年中国糖尿病和代谢异常研究（CNDMDS）[6]对中国部分地区人群调查的血脂平均值见表2-3-2。

表2-3-2　中国部分地区人群平均血脂水平*

调查时间（年）	研究项目	研究人群	样本量	性别	血脂均值（mmol/L）			
					TC	LDL-C	HDL-C	TG
2000～2001	InterASIA	10省市，城市/农村，35～74岁	15 540	男	4.76	2.80	1.32	1.46
				女	4.86	2.86	1.36	1.43
2007～2008	CNDMDS	14省市，城市/农村，≥20岁	46 239	男	4.70	2.68	1.25	1.71
				女	4.73	2.69	1.35	1.42

*：年龄标化

2002年CNHS报告中国18岁以上人群TC≥5.20mmol/L患病率：男性6.6%，女性7.1%；城市9.2%，农村5.7%。TG≥1.70mmol/L患病率：男性14.5%，女性9.9%；城市14.2%，农村

[1] 国家”九五”科技攻关课题协作组. 中国中年人群心血管病主要危险因素的流行现状及从80年代初至90年代末的变化趋势. 中华心血管病杂志,2001,29(2）:74-79.
[2] He J, Gu D, Reynolds K, et al. Serum total and lipoprotein cholesterol levels and awareness, treatment, and control of hypercholesterolemia in China. Circulation,2004,110(4）:405-411.
[3] Yang WY, Xiao JZ, Yang ZJ, et al. Serum lipids and lipoproteins in Chinese men and women. Circulation,2012,125: 2212-2221.
[4] 张坚,满青青,王春荣等.中国18岁以上人群血脂水平及分布特征.中华预防医学杂志,2005,39(5）:302-305.
[5] 李剑虹,米生权,李镒冲等.2010年中国成年人血脂水平及分布特征. 中华预防医学杂志,2012,46(7）:607-612.
[6] 赵文华，张坚，由悦等.中国18岁及以上人群血脂异常流行特点的研究.中华预防医学杂志,2005,39(5）:306-310.

10.9%。2010年中国慢性病监测研究[1]TC升高（TC≥6.22mmol/L）的患病率城市高于农村，东部地区高于中、西部地区，男性45～59岁和女性≥60岁年龄组患病率最高；男性TG升高（TG≥2.26mmol/L）患病率高于女性，表2-3-3。

表2-3-3　中国不同性别、不同地区、不同年龄组成人TC、TG升高患病率（%）

分组		TC≥6.22mmol/L		TG≥2.26mmol/L	
		男性	女性	男性	女性
合计		3.4	3.2	13.8	8.6
	城市	4.1	4.3	15.7	8.5
	农村	3.0	2.7	13.0	8.7
地理位置	东部	4.2	4.3	13.8	8.1
	中部	2.5	2.2	14.1	9.3
	西部	3.4	2.8	13.6	8.6
年龄组	18～44	3.0	1.3	14.1	5.8
	45～59	4.5	5.0	16.1	12.2
	≥60	2.9	6.9	8.7	12.9

注：表中数据为经复杂加权计算后数值。

2000～2001年InterAsia[2]和2007～2008年CNDMDS[3]对中国部分地区人群调查的血脂异常患病率，表2-3-4。2014年的一项meta分析报告[4]，纳入2003～2013年14项研究，估计的≥18岁以上人群中TC升高、LDL-C升高、TG升高、HDL-C降低患病率，表2-3-4。CNDMDS研究显示：TC增高患病率随年龄增加而增高，50岁以后女性TC升高（≥6.22mmol/L）患病率高于男性，图2-3-1。辽宁农村和新疆不同民族血脂异常患病率调查结果。表2-3-5。

[1] 李剑虹,王丽敏,李镒冲等. 2010年中国成年人血脂异常流行特点. 中华预防医学杂志,2012,46(5）:414-418.

[2] He J, Gu D, Reynolds K, et al. Serum total and lipoprotein cholesterol levels and awareness, treatment, and control of hypercholesterolemia in China. Circulation,2004,110(4）:405-411.

[3] Yang WY, Xiao JZ, Yang ZJ, et al. Serum lipids and lipoproteins in Chinese men and women. Circulation,2012,125: 2212-2221.

[4] Huang YX, Gao L, Xie XP, et al. Epidemiology of dyslipidemia in Chinese adults: meta-analysis of prevalence, awareness, treatment, and control. Population Health Metrics 2014, 12:28.

表2-3-4 中国部分地区人群血脂异常患病率（%）

研究项目	人群	样本量	血脂异常患病率（%）		
			血脂异常分类	男	女
InterASIA*	10省市，城市/农村，35~74岁	15 540	TC边缘增高	23.5	24.1
			TC增高	7.9	10.2
			LDL-C边缘增高	16.4	17.5
			LDL-C增高	4.9	5.4
			LDL-C重度增高	2.3	3.2
			HDL-C降低	22.1	16.2
CNDMDS*	14省市，城市/农村，≥20岁	46 239	TC边缘增高	22.6	22.4
			TC增高	8.7	9.3
			LDL-C边缘增高	13.6	14.2
			LDL-C增高	3.5	3.5
			LDL-C重度增高	3.1	3.0
			HDL-C降低	27.1	17.5
Meta分析**	9项研究，≥18岁	143 350	TC升高	7.9 (4.6 ~ 13.2)	
			TG升高	13.7 (10.7 ~ 17.4)	
			HDL-C降低	11.0 (6.9 ~ 16.9)	
	5项研究，≥18岁	130 826	LDL-C升高	7.6 (2.1 ~ 24.3)	

*：TC边缘增高（5.18~6.21mmol/L），TC增高（≥6.22mmol/L）；LDL-C边缘增高（3.37~4.13mmol/L），LDL-C增高（4.14~4.91mmol/L），LDL-C重度增高（≥4.92mmol/L）。

**：TC升高（≥6.22mmol/L）；TG升高（≥2.26mmol/L），HDL-C降低（≤1.04mmol/L），LDL-C升高（≥4.14mmol/L）。

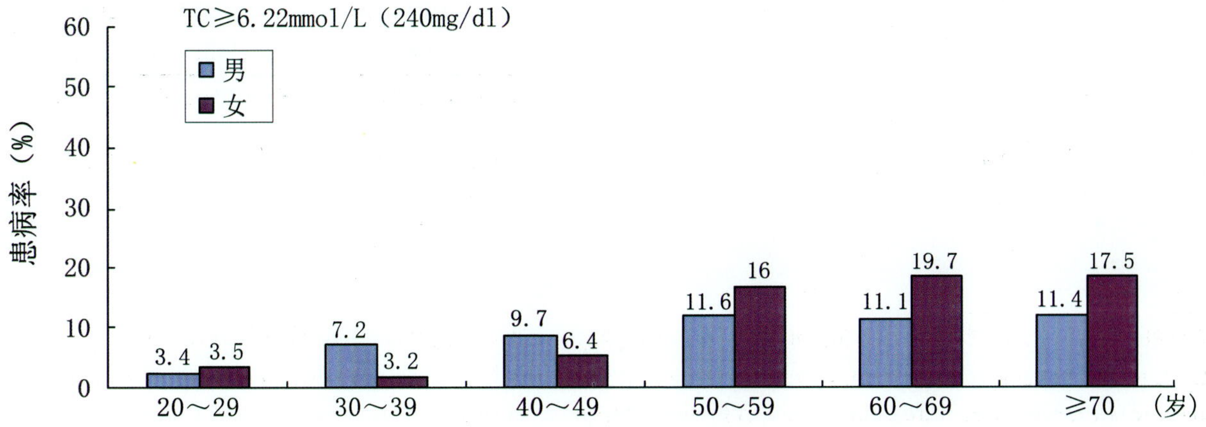

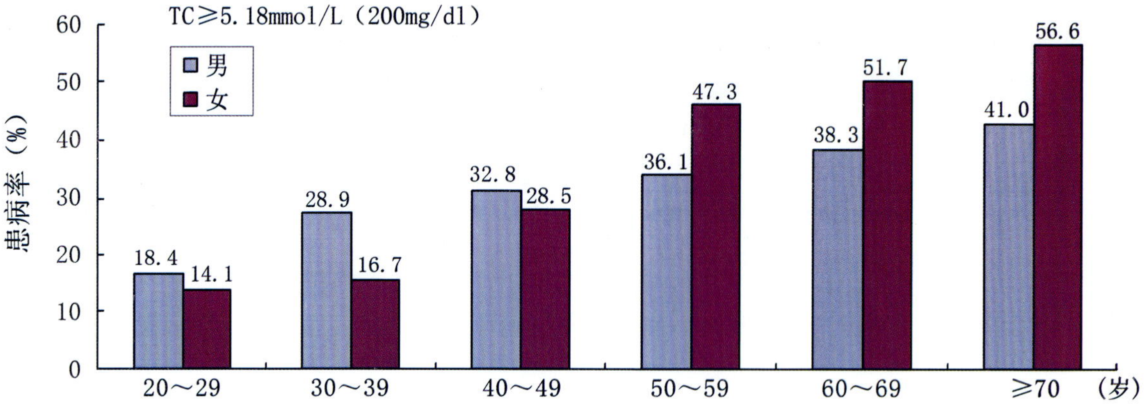

图2-3-1 2007～2008年CNDMDS研究不同性别–年龄组TC升高患病率

表2-3-5 辽宁农村和新疆不同民族血脂异常患病率

调查时间（年）	研究方法	人群	样本量	血脂异常患病率（%）			
				血脂异常分类*	男性		女性
2013[1]	横断面	辽宁农村，≥35岁	11 956	TC边缘升高	30.9		31.8
				TC升高	14.3		18.2
				LDL-C边缘升高	16.8		19.2
				LDL-C轻度升高	4.6		6.5
				LDL-C重度升高	1.6		2.3
				HDL-C降低	17.3		10.8
				TG边缘升高	12.9		13.8
				TG轻度升高	15.3		15.7
				TG升高	2.3		1.5
				血脂异常分类**,#	维族	哈族	汉族
2009~2010[2]	横断面	≥18岁	维族 3 625 哈族 4 148 汉族 3 733	TC升高	5.2	6.9	6.0
				TG升高	9.3	9.3	17.3
				HDL-C降低	33.6	20.8	11.1
				LDL-C升高	2.4	2.9	2.0

*：TC边缘增高（5.18~6.21mmol/L），TC增高（≥6.22mmol/L）；LDL-C边缘增高（3.37~4.13mmol/L），LDL-C增高（4.14~4.91mmol/L），LDL-C重度增高（≥4.92mmol/L）。

**：TC边缘增高（5.18~6.21mmol/L），TC增高（≥6.22mmol/L）；LDL-C边缘增高（3.37~4.13mmol/L），LDL-C增高（≥4.14 mmol/L）。

#：年龄标化率。

[1] Sun GZ, Li Z, Guo L, et al. High prevalence of dyslipidemia and associated risk factors among rural Chinese adults. Lipids in Health and Disease 2014, 13:189.

[2] Guo SX, Ma RL, Guo H, et al. Epidemiological analysis of dyslipidemia in adults of three ethnicities in Xinjiang, China,Genetics and Molecular Research ,2014, 13 (2): 2385-2393.

1983～1984、1998、2004和2011年，广州市造船厂和番禺区大石镇35～65岁人群多次横断面抽样调查[1]，血清总胆固醇水平和胆固醇升高患病率见表2-3-6。

表2-3-6 广州市城乡居民年龄标化的血清胆固醇水平和胆固醇升高患病率变化趋势

调查时间（年）	男性			女性		
	例数	TC ($\bar{x}\pm S$)	TC≥6.22（%）	例数	TC ($\bar{x}\pm S$)	TC≥6.22（%）
城市居民						
1983~1984	1 171	4.75±0.03	4.44	1 074	5.03±0.03	5.75
1998	564	5.06±0.04	9.45	349	5.10±0.05	11.24
2004	638	5.04±0.04	11.31	627	5.07±0.04	11.87
2011	492	5.14±0.04	13.19	516	5.19±0.04	16.68
农村居民						
1983~1984	1 091	4.11±0.03	1.13	1 212	4.10±0.02	1.06
1998	307	4.81±0.05	6.21	373	4.62±0.04	3.80
2004	383	4.71±0.04	6.56	411	4.66±0.04	3.49

多省市队列人群研究[2]结果显示，1992年到2007年，基线35～64岁5 740人的血清总胆固醇（TC）水平和高胆固醇血症患病率变化特点是：女性绝经期后TC水平呈快速上升。15年间，随年龄的增加，平均TC水平女性从4.63mmol/L增至5.43mmol/L，增幅0.80mmol/L；男性从4.65 mmol/L增至4.96 mmol/L，增幅0.31mmol/L。高胆固醇血症（TC≥6.22mmol/L）患病率女性从4.9%增高至20.0%，男性从5.1%增高至8.5%。

2.3.2 儿童青少年血脂异常患病率

2002年中国居民营养与健康状况调查[3]结果显示：儿童青少年（3～17.9岁）人群，胆固醇升高（TC≥220mg/dl或5.72mmol/L）的患病率为0.8%（城市1.4%，农村0.6%）；甘油三酯升高（TG≥150mg/dl或1.70 mmol/L）的患病率为2.8%（城市2.5%，农村2.9%）。

1987～2007年北京、广州等地区调查显示，儿童青少年TC增高患病率0.8%～2.1%，TG

[1] 麦劲壮,高向民,吴勇等.广州市城乡居民血脂和血糖长期变化趋势. 中华心血管病杂志,2014,42（6）: 515-519.
[2] 王薇,刘静,王淼等. 1992至2007年多省市队列人群血清总胆固醇水平的变化特点. 中华心血管病杂志,2014，42（3）：1-6.
[3] 赵文华,张坚,李莹等. 中国居民营养与健康状况调查报告之七.2002，血脂.

增高患病率2.2%～9.5%[1,2,3]。一项Meta分析报告[4]，与2001～2005年相比，2006～2011年2～18岁儿童高TC、高TG患病率均有增高趋势（表2-3-7）。2007年北京儿童青少年调查还显示[5]：肥胖儿童血脂异常（TC≥5.20mmol/L或/和TG≥1.70mmol/L）的患病率明显高于非肥胖儿童，图2-3-2。

表2-3-7　不同地区、不同时期儿童青少年血脂异常患病率（%）

地区	发表年度	年龄（岁）	样本量	TC增高*	TG增高**
北京市[1]	1987	7～19	1 201	1.3	4.2
广东省#[2]	2005	3～14	6 188	2.1	2.2
北京市#[3]	2007	6～18	城区9 978	1.6	9.5
			郊区9 523	0.8	8.1
Meta分析***[4]	2001～2005	2～18	62 824	2.2	4.1
	2006～2011		30 762	4.7	11.6
	2001～2011	2～6	TC：2 871 TG：5 294	5.5	2.9
		7～18	TC：12 677 TG：40 176	6.2	11.0

*：TC≥200mg/dl(5.17mmol/L)；**:TG≥150mg/dl(1.70mmol/L)；***：纳入研究需有明确的血脂异常诊断标准和依据，但不要求一致。#：采用空腹末梢血。

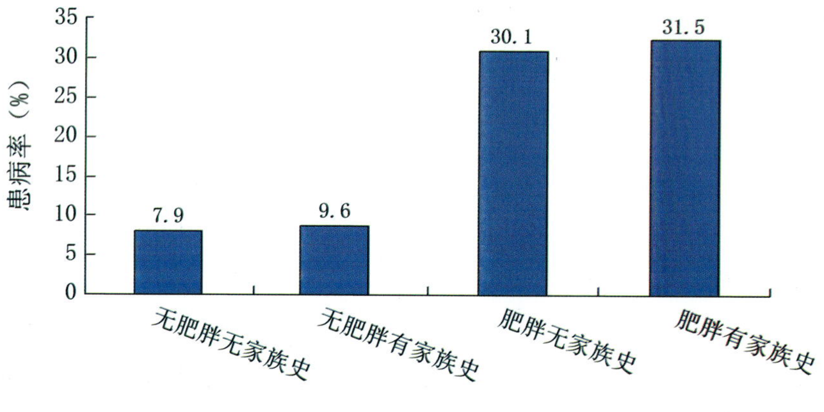

图2-3-2　有无家族史和是否肥胖儿童血脂异常患病率

[1] 李健斋,牛庆田,李培瑛等.婴儿至青少年期的血脂与脂蛋白研究.北京医学.1987,9（6）:346-349.
[2] 马文军,许燕君,傅传喜等.广东省6188名3至14岁儿童血脂水平及影响因素分析.中华心血管病杂志,2005,33（10）:950-955.
[3] 刘颖,米杰,杜军保等.北京地区6-18岁儿童血脂紊乱现况调查.中国实用儿科杂志,2007；22（2）:101-102.
[4] 丁文清,董虹孛,米杰.中国儿童青少年血脂异常流行现状Meta分析.中华流行病学杂志,2015, 36(1)：71-77.
[5] 闫辉，米杰，刘颖等.家族史及体重指数在儿童血脂紊乱筛查中的意义.北京大学学报（医学版）,2007,39（6）:591-594.

2.3.3 血脂与心血管病的关系

血脂异常是中国人群心血管病的重要危险因素之一。中国多个前瞻性队列研究已证实，血清TC、LDL-C增高或HDL-C降低均可增加CVD发病危险；还有研究证实非高密度脂蛋白（non-HDL-C）、极低密度脂蛋白胆固醇（VLDL-C）、甘油三酯增高对CVD风险也有预测作用。表2-3-8。

表2-3-8 中国人群队列研究血脂与CVD发病危险（RR，95%CI）

研究项目	样本量	队列时间（年）	评价终点	血脂指标及分层（mmol/L）				
中美心血管病流行病学合作研究[1]	11 155	基线1983～1984年 随访至2000年	缺血性心血管病	TC<5.18	5.18～5.67	5.70～6.19	≥6.22	
				1	1.2(0.9～1.6)	1.7（1.2～2.3）	1.7 (1.2～2.3)	
中国多省市心血管病队列研究[1]	29 564	基线1992年 随访至2002年	缺血性心血管病	1	1.3（1.0～1.6）	1.3（1.0～1.8）	1.6（1.2～2.1）	
中国多中心心血管病流行病学合作研究[2]	17 330	基线1992～1994年 随访至2000年	缺血性心血管病	TC<5.7	TC≥5.7			
				1	2.0（1.5～3.7）			
首钢男性队列研究[3]	5 137	基线1974、1979、1980年 随访至2001年	心肌梗死	TC <4.7	TC 4.7～5.1	TC5.2～5.6	TC5.7～6.1	TC≥6.2
				1	1.70（1.03～2.82）	1.95（1.14～3.32）	2.76（1.54～4.95）	3.69（2.18～6.24）
首钢男性队列研究[4]	1 464高血压患者	——	心肌梗死	TC<5.17	5.17～5.68	5.69～6.20	6.21～6.71	≥6.72
				1	1.2 (0.6~2.7)	2.4(1.0~5.5)	3.4(1.4~8.0)	4.0(1.7~9.0)
中国多省市心血管病前瞻性队列研究[1]	29 564	基线1992年 随访至2002年	缺血性心血管病	LDL-C<3.37	3.37～4.12	4.14～4.90	LDL≥4.92	
				1	1.3（1.0～1.6）	1.4（1.0～2.0）	2.0（1.4～2.9）	
老年人血脂与冠心病的长期随访研究[5]	1 211	基线1986～1987年 随访至2000年	冠心病	LDL-C<3.12	≥3.12	HDL-C<1.04	HDL-C≥1.04	
				1	1.55（1.32～1.81）	1	0.69 (0.57～0.82)	

[1] 武阳丰，赵冬，周北凡等.中国成人血脂异常诊断和危险分层方案的研究. 中华心血管病杂志,2007,35（5）:428-433.

[2] 周北凡整理.中国人群心血管病危险因素作用特点的前瞻性研究.中华流行病学杂志,2005,26（1）:58-61.

[3] 岳寒,顾东风,吴锡桂等.首都钢铁公司5137名男工心肌梗死发病危险因素的研究.中华预防医学杂志,2004,38（1）:43-46.

[4] Li JX, Cao J, Lu XF, Chen SF, Yu DH, Duan XF, Wu XG, GuDF.The Effect of Total Cholesterol on Myocardial Infarction in Chinese Male Hypertension Population. Biomedical and Environmental Sciences,2010,23（1）:37-41.

[5] 李健斋,陈曼丽,王抒等.老年人血脂与冠心病的长期随访研究.中华心血管病杂志,2002,30（11）：647-650.

表2-3-8 中国人群队列研究血脂与CVD发病危险（RR，95%CI） （续表）

研究项目	样本量	队列时间（年）	评价终点	血脂指标及分层（mmol/L）			
前瞻性队列合作研究（中国心脏健康研究队列；中国多中心心血管病流行病学合作研究队列）[1]	27 020			LDL-C<2.59	2.59～3.37	3.37～4.14	⩾4.14
		基线2001，随访至2007～2008年	心血管病	1	1.04（0.85~1.27）	1.33（1.07~1.66）	2.03（1.58~2.01）
			冠心病	1	1.13（0.79~1.61）	1.65（1.13~2.41）	3.12（2.07~4.69）
		基线1998，随访至2007～2008年	脑卒中	1	1.05（0.82~1.36）	1.29（0.91~1.71）	1.67（1.19~2.35）
中国多省市心血管病前瞻性队列研究[2]	30 378	基线1992随访至2002年		HDL-C ⩾1.0	HDL-C< 1.0	—	—
			急性冠心病事件	1	1.39（1.00～1.92）	—	—
			缺血性脑卒中	1	1.45（1.15～1.83）	—	—
中国多省市心血管病前瞻性队列研究[3]	30 378	基线1992随访至2004年		TG<0.81	TG0.81～1.14	TG1.15～1.59	TG⩾1.60
			急性冠心病事件	1	1.18（0.74～1.87）	1.81（1.18～2.78）	1.58（1.03～2.45）
中美心血管病流行病学合作研究[4]	10 222	基线1983、1984年，随访至2000年	缺血性心血管病	Non-HDL-C <3.88	Non-HDL-C 3.88～4.38	Non-HDL-C 4.39～4.90	Non-HDL-C ⩾4.91
				1	1.44（1.07～1.94）	1.81（1.26～2.60）	1.53（1.06～2.22 ）
				Non-HDL-C <3.37	Non-HDL-C 3.37～4.13	Non-HDL-C 4.14～4.91	Non-HDL-C ⩾4.92
中国多省市心血管病前瞻性队列研究[5]	29 937	基线1992随访至2004年	急性冠心病事件	1	1.24(0.91～1.70)	1.78(1.25～2.53)	2.23(1.48～3.35)
			缺血性脑卒中	1	1.34(1.07～1.68)	1.38(1.04～1.83)	1.38(0.97～1.94)
前瞻性队列合作研究（中国心脏健康研究队列；中国多中心心血管病流行病学合作研究队列）[1]	27 020	基线2001，随访至2007～2008年	心血管病	1	1.12(0.92～1.36)	1.30(1.04～1.62)	1.93(1.50～2.47)
			冠心病	1	1.40(1.00～1.98)	1.58(1.07～2.33)	2.80(1.86～4.21)
		基线1998，随访至2007～2008年	脑卒中	1	1.03(0.80～1.32)	1.27(0.96～1.69)	1.57(1.12～1.20)

[1] Gu X, Yang X, Li Y, et al. Usefulness of Low-Density Lipoprotein Cholesterol and Non-High-Density Lipoprotein Cholesterol as Predictors of Cardiovascular Disease in Chinese. Am J Cardiol,2015, 116(7): 1063-1070.

[2] 王薇,赵冬,孙佳艺等.中国11省市队列人群危险因素与不同类型心血管病发病危险的比较. 中华心血管病杂志,2006,34（12）:1133-1137.

[3] 王淼,赵冬,王薇等.中国35-64岁人群血清甘油三酯与心血管病发病危险的关系.中华心血管病杂志,2008,36（10）:940-943.

[4] 李莹,陈志红,周北凡等.血脂和脂蛋白水平对中国中年人群缺血性心血管病时间的预测作用.中华心血管病杂志,2004,32（7）:643-647.

[5] 任洁, 赵冬,刘静等. 非高密度脂蛋白胆固醇水平与中国人群心血管病发病危险的相关性. 中华心血管病杂志,2010; 38(10):934-938.

2.3.4　血脂异常控制状况

社区人群血脂异常知晓率、治疗率总体水平仍较低，而医院患者血脂异常管理和控制状况有所改善。

（1）社区人群调查

2002年的中国居民营养与健康状况调查[1]，≥18岁人群血脂异常（TC≥5.72mmol/L，和/或TG≥1.70mmol/L，和/或HDL-C<0.91mmol/L）者知晓率仅3.2%，男性3.4%，女性2.7%，城市7.0%，农村1.5%；血脂检测率为6.4%，男性6.9%，女性6.0%，城市16.5%，农村2.2%。InterAsia研究[2]和CNDMDS研究[3]调查的人群高胆固醇血症的知晓率、治疗率和控制率见表2-3-9。

表2-3-9　中国部分地区人群高胆固醇血症（mmol/L）知晓率、治疗率和控制率（%）

调查时间	研究项目	人群		男性		女性	
				TC≥6.22	TC≥5.18	TC≥6.22	TC≥5.18
2000～2001	InterASIA	35~74岁；15 540	知晓率	21.3	8.8	18.1	7.5
			治疗率	14.0	3.5	11.6	3.4
			控制率	11.3	1.9	9.5	1.5
2007～2008	CNDMDS	≥20岁；46 239	知晓率	27.6	12.8	20.7	9.3
			治疗率	21.4	6.1	14.0	4.1
			控制率	18.3	3.3	11.2	2.2
			治疗控制率	88.1	52.1	78.4	55.4

中国非传染病监测项目[4]2010年在31个省，162个中心，18岁以上人群中抽样调查98 658人，不同血糖状况人群中，血脂异常知晓率、治疗率、控制率见表2-3-10。

[1] Guo SX, Ma RL, Guo H, et al. Epidemiological analysis of dyslipidemia in adults of three ethnicities in Xinjiang, China,Genetics and Molecular Research ,2014, 13 (2）: 2385-2393.

[2] He J, Gu D, Reynolds K, et al. Serum total and lipoprotein cholesterol levels and awareness, treatment, and control of hypercholesterolemia in China. Circulation,2004,110(4）:405-411.

[3] Yang WY, Xiao JZ, Yang ZJ, et al. Serum lipids and lipoproteins in Chinese men and women. Circulation,2012,125: 2212-2221.

[4] Wang TG, Xu Y, Xu M, et al. Awareness, treatment and control of cardiometabolic disorders in Chinese adults with diabetes: a national representative population study. Cardiovascular Diabetology,2015, 14(1）:1-10.

表2-3-10 不同血糖状况人群的血脂异常*知晓率、治疗率和控制率（%）**

	血糖状况			
	血糖正常	糖尿病前期	新诊断糖尿病	即往诊断糖尿病
患病率	47.2（46.5,47.9）	51.5（50.9,52.1）	63.2（61.8,64.5）	70.0（68.2,71.7）a
知晓率	5.4（5.0,5.8）	8.3（7.9,8.7）	12.8（11.7,13.9）	33.9（31.8,36.1）a
治疗率	2.3（2.0,2.5）	3.7（3.5,4.0）	5.4（4.6,6.2）	18.9（17.2,20.7）a
控制率	20.1（15.8,25.2）	15.6（13.1,18.5）	9.5（6.4,13.8）	15.9（12.3,20.3）

*：服用降脂药，或血脂水平异常（TC≥6.22mmol/L或TG≥1.70mmol/L或HDL-C <1.04mmol/L或LDL-C升高）；**：表中数据为加权后百分比(95% CIs)；a：P < 0.0001, 与新诊断糖尿病组比较。

（2）医院患者调查

2000年以来，已开展多项多中心临床患者血脂异常控制情况调查，结果表2-3-11。

表2-3-11 中国医院患者高胆固醇血症（mmol/L）治疗率和达标率

调查时间（年）	研究项目	参加单位	人群特征	样本量	血脂异常控制状况		
					他汀治疗率（%）	LDL-C达标率（%）	
2000	全国临床血脂控制状况调查[1]	10余个城市，20余家省部级医院和地县级医院	血脂异常患者	2 136	—	26.5*	—
2006	全国临床血脂控制状况调查[2]			2 237	—	34**	50***
2008	中国胆固醇教育计划（CCEP）[3]	6个省市，52个中心	冠心病患者	4 778	82.2	36.2**	42.2**+，10.9**++
2009	中国急性冠脉综合征临床路径研究（CPACS study）[4]	全国49所医院	ACS患者	2 901	80.4(出院时），65.8(随访6个月），59.4(随访12个月)	—	—
2009	糖尿病患者管理状况调查[5]	北京6家三甲医院	糖尿病患者	1 151	—	34.0（#）	

[1] 全国高胆固醇血症控制状况多中心研究协作组.高胆固醇血症临床控制状况多中心协作研究 - 达标率及影响因素.中华心血管病杂志,2002,30（2）：109-104.

[2] 第二次中国临床血脂控制状况多中心协作研究组.第二次中国临床血脂控制达标率及影响因素多中心协作研究.中华心血管病杂志,2007,35（5）：420-427.

[3] Hu DY, Li J, Li XK for CCEP. Investigation of blood lipid levels and Statin Interventions in outpatients with coronary heart disease in China—The China Cholesterol Education Program (CCEP).Circ,2008,72:2040-2045.

[4] BiYF, Gao RL, Patel A et al. Evidence-based medication use among Chinese patients with acute coronary syndromes at the time of hospital discharge and 1year after hospitalization: Results from the Clinical Pathways for Acute Coronary Syndromes in China (CPACS) study. Am Heart,2009,157:509-516.

[5] Li MZ, Ji LN, Meng ZL, et al. Management status of type 2 diabetes mellitus in tertiary hospitals in Beijing: gap between guideline and reality. Chin Med J (Engl), 2012,125 (23): 4185-4189.

表2-3-11 中国医院患者高胆固醇血症（mmol/L）治疗率和达标率（续表）

调查时间（年）	研究项目	参加单位	人群特征	样本量	血脂异常控制状况		
					他汀治疗率（%）	LDL-C达标率（%）	
2010	临床冠心病患者血脂达标情况调查[1]	国内6个大型心血管中心	冠心病患者（住院和门诊）	2 436	96.7	67（<100mg/dl）	38（<70mg/dl）
2011	中国血脂异常患者管理和胆固醇达标情况调查（The Reality China survey）[2]	全国19个省84家医院	血脂异常患者	12 040	39(降脂治疗，其中94.5用他汀类）	25.8**（全体）	19.9**（高危），21.1**（极高危）
2007~2009	参加HPS2—THRIVE多中心研究人群中开展的中国城市动脉粥样硬化疾病患者二级预防治疗情况调查[3]	14个城市72个调查点	动脉粥样硬化患者（参加上述随机临床事件筛查门诊）	16 860	47	—	—
2012	血脂异常国际研究-中国[4]（DYSIS-China）	中国122个中心	血脂异常伴代谢综合征患者	25 317	88.9	46.9（LDL-C**）	52.2（LDL-C***）
			血脂异常非代谢综合征患者			68.6（LDL-C**）	67.1（LDL-C***）
2001~2011	急性心肌梗塞回顾性研究PEACE-Retrospective AcuteMyocardial Infarction Study[5]	162个医院	STEMI患者（住院）	1 995（2001年）	29.7（27.5～31.9）#	—	—
				3 626（2006年）	75.2（73.8～76.6）#	—	—
				6 643（2011年）	92.0（91.4～92.7）#	—	—
2006~2012	中国冠心病二级预防架桥工程（China，BRIG）[6]	2006年:31省，65个医院	ACS患者（住院）	3 124（2006年）	69.8	—	—
		2012年：21省，34个医院		3 124（2012年）	90.0	—	—

*：依据1997年《血脂异常防治建议》标准；

**：依据2004年美国NCEP ATPⅢ标准。

***：依据2007年《中国成人血脂异常防治指南》标准；#：依照2007年中国2型糖尿病指南（CGT2D）标准。

+：LDL-C目标值<2.59mmol/L。

++：LDL-C目标值<1.82mmol/L。

#：加权调整率。

[1] Guo YL, Liu J , Li JJ, et al. A multi-center survey of achieving recommended lipid goals in Chinese patients with coronary artery disease in real world cardiovascular practice.Int J Cardiol,2011,153(2)211-212 .

[2] Gao F, Zhou YJ, Hu DY, et al.Contemporary management and attainment of cholesterol targets for patients with dyslipidemia in China.PLoS One,2013; 8(4):e47681.

[3] Li J, CHen YP, Li X, et al. Use of secondary preventive medications in patients withatherosclerotic disease in urban China: a cross-sectionalstudy of 16 860 patients Chin Med J,2012,125 (24):4361-4367.

[4] Wang F, Ye P, Hu DY,et al. Lipid-lowering therapy and lipid goal attainment in patients withmetabolic syndrome in China: Subgroup analysis of the DyslipidemiaInternational Study-China (DYSIS-China). Atherosclerosis ,2014, 237 (2014): 99-105.

[5] Li J, Li X, Wang Q,et al. ST-segment elevation myocardial infarction in China from2001 to 2011 (the China PEACE-Retrospective AcuteMyocardial Infarction Study): a retrospective analysis ofhospital data.Lancet, 2015;385(9966):441-451.

[6] 刘军,赵冬,刘静等. 2006至2012年急性冠状动脉综合征住院患者诊疗状况的变化.中华心血管病杂志,2014,42(11):957-962.

2.4 糖尿病

2.4.1 糖尿病患病率

2013年9月发表的2010年中国慢性病调查研究数据，反映了最近的中国糖尿病患病率[1]。该研究数据来自2010年全国31个省、自治区和直辖市的162家疾病控制中心系统的监测点，样本量为98 658 人，检测对象为18岁以上成人。这些调查对象均被检测了HbA1c、空腹血糖和餐后2小时血糖。糖尿病定义为（1）自我报告并由专业人员诊断的糖尿病；（2）空腹血糖≥126 mg/dl；（3）2小时血糖≥ 200 mg/dl；（4）HbA1c ≥ 6.5%。

如果根据既往诊断和空腹血糖/餐后2小时血糖检测结果，中国成人糖尿病患病率为9.7%，与2010年杨文英等[2]报告的患病率（9.7%）相同。如果同时参考HbA1c水平，则糖尿病患病率为11.6%。无论男性还是女性，糖尿病患病率都是城市高于农村（表2-4-1）。糖尿病患病率随着年龄的增加而增加。年龄小于60岁男性高于女性，年龄大于60岁女性高于男性。糖尿病患病率随着经济的发展以及超重肥胖而增加。

表2-4-1 中国成人糖尿病患病率

	患病率（%[a]，95%CI）								
	总计	空腹血糖≥126 mg/dl	2小时血糖≥200 mg/dl	HbA1c≥6.5%	空腹血糖≥126mg/dl 和/或 2小时血糖≥200mg/dl	空腹血糖≥126mg/dl 和/或 HbA1c≥6.5%	2小时血糖≥200mg/dl 和/或 HbA1c≥6.5%	空腹血糖≥126mg/dl，2h≥200mg/dl 和/或 HbA1c≥6.5%	既往诊断为糖尿病
总体	11.6 (11.3～11.8)	4.5 (4.4～4.7)	3.5 (3.4～3.7)	4.6 (4.4～4.7)	6.2 (6.0～6.4)	6.9 (6.7～7.2)	6.2 (6.0～6.4)	8.1 (7.9～8.3)	3.5 (3.4～3.6)
性别									
男	12.1 (11.7～12.5)	5.0 (4.7～5.2)	3.8 (3.5～4.0)	4.6 (4.4～4.9)	6.6 (6.4～6.9)	7.3 (7.0～7.6)	6.4 (6.1～6.7)	8.5 (8.2～8.8)	3.6 (3.4～3.8)
女	11.0 (10.7～11.4)	4.0 (3.8～4.3)	3.3 (3.1～3.5)	4.5 (4.3～4.7)	5.7 (5.4～6.0)	6.6 (6.3～6.9)	6.0 (5.7～6.2)	7.7 (7.4～8.0)	3.4 (3.2～3.5)

[1] Xu Y, Wang L, He J, et al. Prevalence and Control of Diabetes in Chinese Adults.JAMA, 2013,310(9)：948-958.
[2] Yang WY, Lu JM, Weng JP, et al. Prevalence of diabetes among men and women in China. N Eng J Med, 2010,362(12）:1090-1101.

表2-4-1　中国成人糖尿病患病率　　（续表）

	患病率（%^{a}，95%CI）								
	总计	空腹血糖≥126 mg/dl	2小时血糖≥200 mg/dl	HbA1c≥6.5%	空腹血糖≥126mg/dl和/或2小时血糖≥200mg/dl	空腹血糖≥126mg/dl和/或HbA1c≥6.5%	2小时血糖≥200mg/dl和/或HbA1c≥6.5%	空腹血糖≥126mg/dl，2h≥200mg/dl和/或HbA1c≥6.5%	既往诊断为糖尿病
地域									
城镇	14.3	5.0	4.1	5.3	6.8	7.7	7.0	8.8	5.6
	（13.9～14.8）	（4.8～5.3）	（3.8～4.3）	（5.0～5.5）	（6.5～7.1）	（7.3～8.0）	（6.7～7.3）	（8.5.9.1）	（5.3～5.8）
乡村	10.3	4.3	3.3	4.3	5.9	6.6	5.8	7.8	2.5
	（10.0～10.6）	（4.1～4.5）	（3.1～3.5）	（4.0～4.5）	（5.7～6.2）	（6.4～6.9）	（5.6～6.1）	（7.5～8.1）	（2.4～2.7）

注：HbA1c，糖化血红蛋白；单位换算：血糖单位换算1mg/dL =0.0555mmol/L；a数据是通过百分比加权。

2.4.2　糖尿病防治

中国大庆糖尿病预防研究是世界上开展最早、历时最长的生活方式干预预防糖尿病的研究。该研究20年跟踪随访结果：生活方式干预不仅在积极干预的6年期间糖尿病的发病率降低了51%，而且对预防糖尿病有长期影响。在20年的随访中，干预组糖尿病累计发病率为80%，对照组为93%。控制了年龄和分组随机因素影响后，干预组的糖尿病发病率仍比对照组低43%（HRR 0.57，95% CI 0.41～0.81），发生糖尿病比对照组平均晚3.6年[1]。生活方式干预还使严重的视网膜病变（激光治疗和失明）风险下降47%[2]。

六年积极的生活方式干预降低了23年间心血管死亡率[3]，与对照组比较，生活方式干预组23年心血管病死亡降低41%（11.9% vs 19.6%）、全因死亡降低29%（28.1% vs 38.4%）、新发糖尿病风险降低45%（72.6% vs 89.9%），差别都达显著统计学意义。生活方式干预不仅长期降低了糖尿病的发病风险，而且减少了威胁生命的CVD硬终点和死亡。

1986年对大庆地区110 660名25～74岁成人进行的血糖筛查（大庆IGT和糖尿病研究），比较690名新诊断糖尿病患者（NDM）和519名糖耐量正常（NGT）人群的死亡率和死亡原因，研究糖尿病对CVD死亡率和全因死亡率的影响[4]。结果显示，在23年随访期间，共

---

[1] Li GW, Zhang P, Wang JP, et al. long-term effect of lifestyle interventions to prevent diabetes in the China Da Qing Diabetes Prevention Study: a 20-year follow-up study. Lancet, 2008;371:1783-1789.

[2] Gong Q, Gregg EW, Wang J ,et al. Long-term effects of a randomised trial of a 6-year lifestyle intervention in impaired glucose tolerance on diabetes-related microvascular complications: the China Da Qing Diabetes Prevention Outcome Study. Diabetologia, 2011,54(2）:300-307.

[3] Li GW, Zhang P,Wang J, et, al Cardiovascular mortality, all-cause mortality, and diabetes incidence after lifestyle intervention for people with impaired glucose tolerance in the Da Qing Diabetes Prevention Study: a 23-year follow-up study. Lancet Diabetes Endocrinol,2014,2(6）:474-480.

[4] An YL, Zhang P, Wang JP, et al. Cardiovascular and All-Cause Mortality Over a 23-Year Period Among Chinese With Newly Diagnosed Diabetes in the Da Qing IGT and Diabetes Study. Diabetes Care, 2015,38(7）:1365-1371.

338名（56.5%）新诊断糖尿病患者和100名（20.3%）糖耐量正常者死亡。CVD是糖尿病患者死亡的主要原因，分别有47.5%的男性和49.7%的女性死于CVD，且其中大约一半的死亡是由卒中所致（分别有52.3%的男性和42.3%的女性死于卒中）。校正年龄后，新诊断糖尿病患者的全因死亡率是糖耐量正常者的3倍[男性：36.9（95% CI 31.5～42.3）vs 13.3（10.2～16.5）/1 000人年；女性：27.1（22.9～31.4）vs 9.2（7.8～10.6）/1 000人年；P值均＜0.0001]。与糖耐量正常组相比，糖尿病女性心血管病死亡风险更高 [女性HR 6.9（95% CI 3.3～14.2）vs 男性 HR 3.5（95% CI 2.3～5.3）]。图2-4-1。

研究还发现，新诊断糖尿病患者中男性和女性CVD死亡率无差异 [17.5（13.8～21.2）vs 13.5 （1.5～16.5）/1 000人年]；新诊断糖尿病患者中因肾脏病和感染所致的死亡率高于糖耐量正常者。

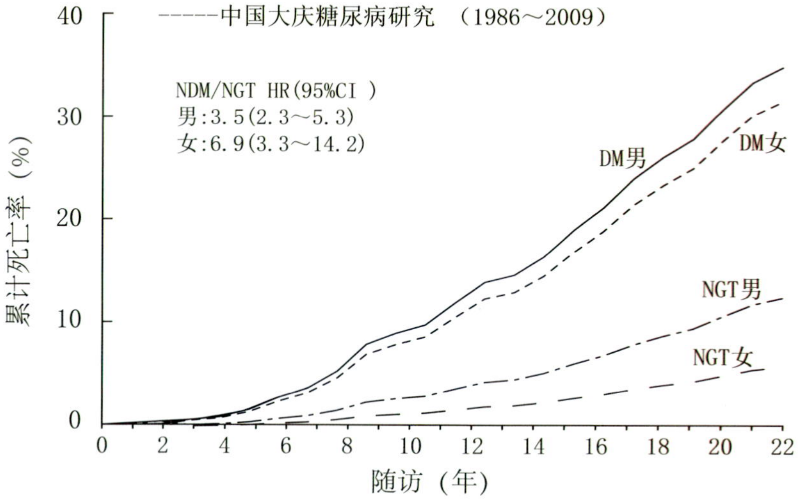

图2-4-1 大庆地区新诊断糖尿病人群与糖耐量正常者心血管死亡率比较

2.4.3 糖尿病管理

3B研究（blood glucose, blood pressure, and blood lipids）[1]为多中心横断面研究，共入选104家医院的2型糖尿病患者25 817例，平均年龄62.6岁，47%为男性，72%的患者合并高血压和/或血脂异常；平均HbA1c是7.6%。合并糖尿病、高血压和血脂异常的患者报告的心血管病病史是仅有糖尿病者的6倍。分别有47.7%、28.4%、36.1%的患者血糖（HbA1c<7%）、血压（收缩压<130mmHg和舒张压<80mmHg）和血脂（TC<4.5mmol/L）达标；但只有5.6%的患者这三项指标都达标。较低的BMI（<24kg/m²）、不吸烟或饮酒、较高的文化程度、糖尿病病程小于5年是较好的心血管危险控制的独立预测因素。不良生活习惯与心血管危险因素明显相关。

[1] Ji L, Hu D, Pan C, et al. Primacy of the 3B Approach to Control Risk Factors for Cardiovascular Disease among Type 2 Diabetes. Am J Med, 2013, 126（10）, 925: e11–22.

中国国家慢性肾病工作组调查了46 683人的4种心血管危险因素即高血压、糖尿病、血脂异常和超重的聚集现象以及这种现象与不良生活习惯（饮酒、不活动、长期使用非类固醇类消炎药和改进的控制血压饮食评分）的关系[1]。结果发现，只有31.1%没有任何心血管危险因素。20 292（43.5%）人有心血管危险因素的聚集，调整年龄影响后男性高于女性（37.9% vs 34.5%）。习惯性饮酒、体力活动少和长期使用非类固醇消炎药与心血管危险因素聚集现象正相关，OR值分别为1.60（95% CI 1.40～1.85）、1.20（95% CI 1.11～1.30）和2.17（95% CI 1.84～2.55）。社会经济条件差的人群，不良生活方式的因素更为突出。改进的控制血压饮食评分与心血管危险因素集聚负相关，OR值是0.73（95% CI 0.67～0.78）。

2.5　超重与肥胖

2.5.1　超重与肥胖的流行特征

近30年来，随着经济的发展和生活方式的变化，超重（BMI 24.0～27.9kg/m²）和肥胖（BMI≥28.0kg/m²）患病率呈持续上升趋势。2002年中国营养与健康状况调查（CHNS）结果表明，中国人群超重率为17.6%，肥胖率为5.6%，估计2002年中国居民中超重者约为2.0亿人，肥胖者约为6 000万人[2]。

在中国九个省市人群进行的CHNS对人群的营养与健康状况进行了长期监测，近20年来多次横断面调查（每次调查均超过5 000人）资料显示，人群超重、肥胖患病率呈持续的上升趋势[3]，2011年人群超重+肥胖率（BMI≥24.0kg/m²）达到44.0%（图2-5-1），2009年中心性肥胖患病率（男性腰围≥85cm，女性腰围≥80cm）达到45.3%（图2-5-2）。

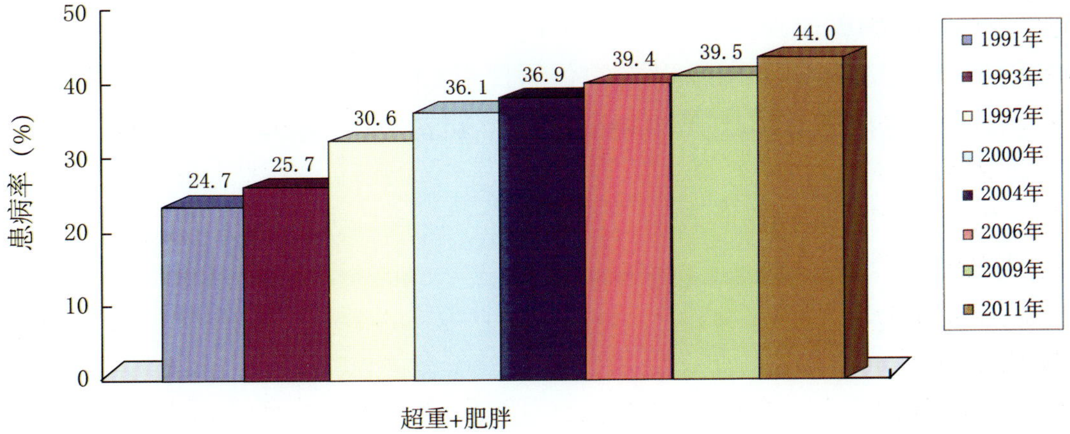

图2-5-1　中国九省市成年人群超重肥胖率变化趋势

[1] Gao B, Zhang L, Wang H. Clustering of Major Cardiovascular Risk Factors and the Association with Unhealthy Lifestyles in the Chinese Adult Population. PLoS One. 2013; 8(6）:e66780.

[2] 马冠生,李艳平,武阳丰等. 1992至2002年间中国居民超重率和肥胖率的变化. 中华预防医学杂志, 2005;39(5）:311-315.

[3] Gordon Larsen P, Wang H, Popkin B M. Overweight dynamics in Chinese children and adults.Obesity Reviews, 2014, 15(S1）: 37-48.

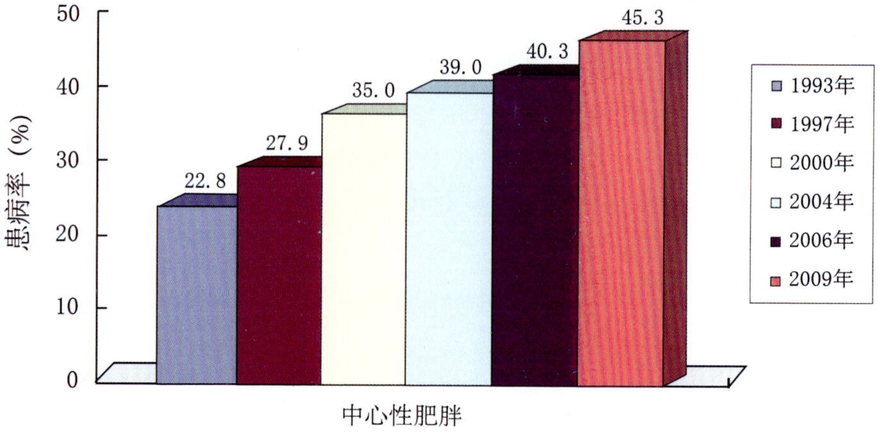

图2-5-2　中国九省市成年人群中心性肥胖患病率变化趋势

上海市慢性病及其危险因素监测调查[1]在2007年和2010年分别对15岁以上人群进行了调查，两次调查的超重率见表2-5-1，超重和肥胖均呈上升趋势。

表2-5-1　2007年和2010年上海市15岁以上人群超重率和肥胖率及增长率（%）

调查时间（年）	调查人数	超重率	肥胖率	超重率+肥胖率
2007	17 174	29.0	8.1	37.1
2010	15 663	31.3*	8.6*	39.9*
增长率		7.9	6.2	7.5

注：*与2007年相比，$P<0.05$。

2010年中国慢性病监测项目，在内地31个省、市、自治区的162个监测点，采用多阶段分层整群随机抽样方法抽取了18岁以上常住居民近10万人，结果表明中国成人超重率、肥胖率和中心性肥胖患病率分别达到30.6%、12.0%和40.7%（图2-5-3）[2,3]，比2002年有了明显增加。

[1] 徐继英,姚海宏,严青华等.上海市15岁以上人群超重率和肥胖率的现状及发展趋势.中国慢性病预防与控制, 2014,22(2)：170-173.

[2] 李晓燕,姜勇,胡楠等. 2010年中国成年人超重及肥胖流行特征. 中华预防医学杂志,2012,46(8)：683-686.

[3] 姜勇,张梅, 李镒冲等. 2010年中国中心型肥胖流行状况及腰围分布特征分析. 中国慢性病预防与控制, 2013,21(3)：288-291.

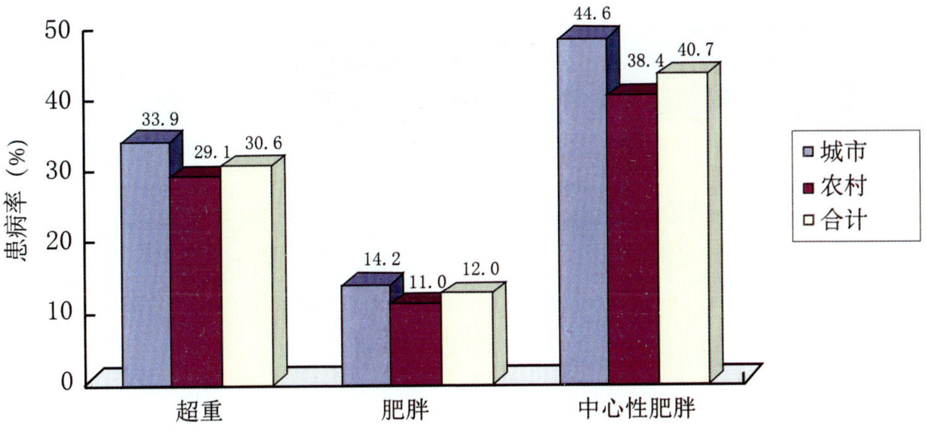

图2-5-3 2010年中国成年人群超重率和肥胖率

广东健康调查项目[1]于2002、2004、2007和2010年对广东省18～69岁人群开展了4次抽样调查，分别调查13 058、7 646、6 441和8 575人。结果表明，2002～2010年广东省超重和肥胖率从15.8%上升为16.6%，没有统计学意义（P＞0.05）；而中心性肥胖率从12.9%上升至23.7%，呈明显上升趋势（表2-5-2），结果提示中国人群肥胖类型可能发生了变化。

表2-5-2 广东省18～69岁人群超重和肥胖变化趋势

项目	调查年代				2002～2010年变化	趋势检验P值
	2002年	2004年	2007年	2010年		
BMI(kg/m²)	21.7	21.7	21.9	22.3	0.6	0.062
超重+肥胖(%)	15.8	13.7	13.1	16.6	0.8	0.82
腰围(cm)	73.7	75.8	76.9	78.4	4.7	＜0.001
中心性肥胖(%)	12.9	20.1	21.3	23.7	10.8	＜0.001

利用2010年中国慢病监测数据，对19 882名60岁以上老年人进行超重和肥胖流行特征的研究[2]表明，2010年中国60岁以上老年人有近一半的人体重超标，超重率为32.1%，肥胖率为12.4%，超重率和肥胖率均为城市高于农村（表2-5-3）。

[1] Lao X Q, Ma W J, Sobko T, et al. Overall obesity is leveling-off while abdominal obesity continues to rise in a Chinese population experiencing rapid economic development: analysis of serial cross-sectional health survey data 2002–2010[J]. International Journal of Obesity, 2015,39(2）:288-294.

[2] 张梅,姜勇,李镒冲等. 2010年中国≥60岁老年人超重/肥胖流行特征.中华流行病学杂志,2014,35(4）:365-369.

表2-5-3 2010年中国60岁以上老年人超重和肥胖状况

地区	超重		肥胖	
	人数	超重率(%)	人数	肥胖率(%)
城市	3 252	38.3	1449	16.5
农村	3 419	29.1*	1296	10.3*
合计	6 671	32.1	2745	12.4

注：*，与城市人群相比，P<0.05。

中国儿童和青少年超重肥胖的流行状况也不容乐观。1985～2010年全国共进行过5次学生体质与健康抽样调查，调查对象为7～18岁在校青少年，每次调查的样本量均超过20万。结果显示，青少年的超重、肥胖呈明显的上升趋势[1]（图2-5-4）。2010年超重、肥胖率分别是1985年的8.7倍和38.1倍。

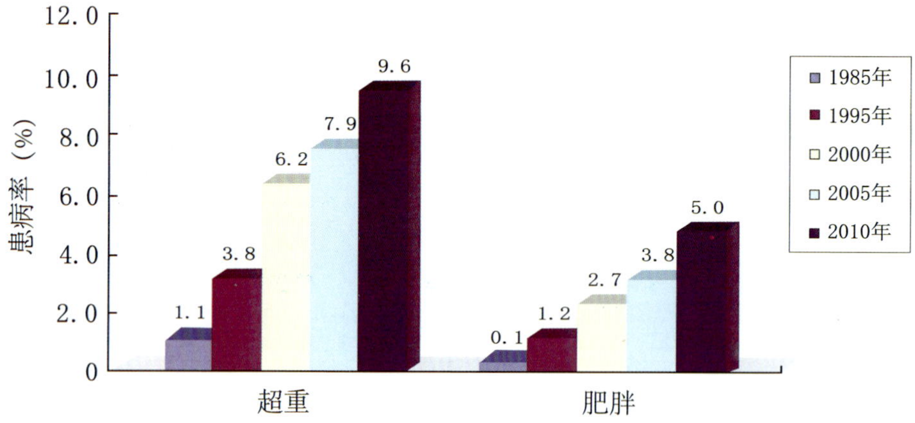

图2-5-4 中国青少年学生超重率和肥胖率变化趋势

2007年、2011年在广州市儿童青少年中进行了两次横断面调查[2]，分别调查了2.8万和3.8万余名中小学生，结果显示，儿童青少年的超重率变化不明显，但肥胖率明显上升，其中7～18岁组肥胖率从2007年的5.96％上升为2011年的6.56％（P<0.05），图2-5-5。

[1] 马军,蔡赐河,王海俊等. 1985-2010年中国学生超重与肥胖流行趋势. 中华预防医学杂志, 2012,46(9）:776-780.

[2] 刘步云,静进,麦锦城等.2007年和2011年广州市儿童少年超重率和肥胖率的变化趋势[J].中华预防医学杂志, 2014,48(4）:312-317.

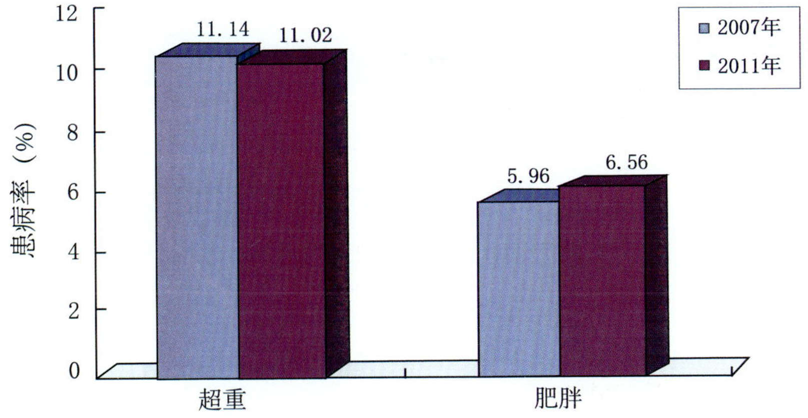

图2-5-5　7～18岁广州市儿童青少年超重率和肥胖率变化趋势

2009～2010年，香港的一项人群研究对18岁及以上者近3 000人进行问卷调查，收集每天看电视时间、体力活动等情况。在调整其他因素后，每天看电视每增加1小时，罹患肥胖（BMI≥25kg/m²）的风险增加10%，在45岁以下人群中，这种关联更为显著[1]（表2-5-4）。

表2-5-4　香港成人每天看电视增加1小时与罹患肥胖风险

	例数	OR值（95% CI）	P值
全部人群*	2 772	1.10 (1.05～1.15)	<0.001
年龄分组（岁）**			
18～34	659	1.38 (1.19～1.61)	<0.001
35～44	379	1.15 (1.04～1.28)	<0.01
45～54	712	1.06 (0.95～1.18)	0.32
55～64	631	1.10 (0.99～1.23)	0.07
≥65	391	0.98 (0.88～1.08)	0.66

注：*，logistic 回归分析时调整了性别、年龄、职业、婚姻状况、教育水平、饮酒和重体力活动。
**，年龄分组分析时分别调整了性别、职业、婚姻状况、教育水平、饮酒和重体力活动。

2010年中国慢病及危险因素监测项目[2]纳入45 006名男性和53 392名女性，探讨成年人看电视时间与肥胖的关系，结果表明成年人每天用于看电视的平均时间为1.87小时。多因素Logistic回归分析提示每日看电视时间每增加1小时，人群患肥胖的风险增加4%（表2-5-5）。本调查在45岁以上的人群中，看电视时间与肥胖的关系较香港的调查更明显。

---

[1] Xie YJ, Stewart SM, Lam TH, et al. Television viewing time in Hong Kong adult population: associations with body mass index and obesity. PLoS One, 2014,9(1）:e85440.

[2] 邓茜,王丽敏,陈晓荣等.中国成年人看电视时间与BMI及肥胖的关系研究.中国医学前沿杂志. 2015,(1）:46-50.

表2-5-5 每天看电视增加1小时与肥胖的关系

模型	人数	OR	95%CI	P值
全人群模型				
看电视时间（h）	98 398	1.04	1.01～1.07	＜0.01
年龄分层模型*				
18～34岁	21 847	1.03	0.98～1.09	0.28
35～44岁	23 216	0.99	0.93～1.04	0.59
45～54岁	22 791	1.05	1.01～1.09	0.01
55～64岁	18 323	1.10	1.06～1.15	＜0.001
≥65岁	12 221	1.12	1.07～1.18	＜0.001

注：*年龄分层模型调整了性别、城乡、吸烟、饮酒、婚姻状况、文化水平和身体活动，全人群模型还调整了年龄。

2.5.2 与超重肥胖相关的疾病风险

一项前瞻性研究[1]纳入约2.7万名基线无糖尿病史者，基线年龄为35～74岁，进行了平均8.0年的随访。结果显示，糖尿病年龄标化发病率在男、女分别为9.6/1 000人年和9.2/1 000人年，基线腰围水平与新发糖尿病呈显著正关联（表2-5-6）。

表2-5-6 不同腰围水平2型糖尿病发病风险

腰围（cm）	年龄标化发病率（每1 000人年）	RR（95%CI）
男性		
<90	7.0	1.0
90～94	17.2	2.1(1.7～2.7)
95～99	24.4	2.7(2.0～3.7)
≥100	29.0	3.3(2.4～4.6)
趋势检验P值		<0.001
女性		
<80	5.3	1.0
80～84	10.4	1.8(1.4～2.3)
85～89	15.3	2.6(2.0～3.3)
≥90	26.0	3.4(2.7～4.3)
趋势检验P值		<0.001

腰围身高比值（WHtR）也是评价中心性肥胖的一个简易指标，该指标几乎不受性别、

[1] Xue H, Wang C, Li Y, et al. Incidence of type 2 diabetes and number of events attributable to abdominal obesity in China: A cohort study. Journal of diabetes. 2015.

身高、种族等因素的影响，目前国际上较公认的诊断中心性肥胖的切点值为0.50，即“腰围不超过身高的一半”。中国的研究[1,2,3]也表明WHtR为0.50可以作为评价中心性肥胖的切点。对CHNS 2009年的横断面调查资料的分析表明[4]，中心性肥胖者（WHtR≥0.50）罹患其他心血管病危险因素的风险明显增加（表2-5-7）。

表2-5-7 中心性肥胖（WHtR≥0.50）与各心血管危险因素的关系

危险因素	患病风险 OR(95%CI)	
	男性	女性
高血压	1.47(1.24～1.73)	1.79(1.50～2.13)
糖化血红蛋白异常	2.17(1.52～3.10)	2.25(1.55～3.28)
高敏C反应蛋白升高	1.43(1.12～1.83)	1.64(1.27～2.11)
高低密度脂蛋白胆固醇	1.54(1.28～1.85)	1.24(1.04～1.47)
低高密度脂蛋白胆固醇	1.76(1.48～2.08)	1.58(1.33～1.88)
高甘油三酯	2.46(2.05～2.95)	1.79(1.48～2.15)

注：Logistic回归分析时调整了年龄、受教育程度、城乡、收入、家庭居住条件。

现有的资料表明，中国人群超重和肥胖率呈继续上升的趋势。遏制肥胖的流行，是目前心血管病防控的一项重要措施。在认真贯彻和执行“中国慢性病防治工作规划（2012～2015）”和“全民健身计划（2011～2015）”的基础上，应更广泛地动员社会各界力量，做好肥胖的防治工作，扭转肥胖率持续上升的趋势。

2.6 体力活动不足

2.6.1 体力活动现状、变化趋势及影响因素

一项2004～2008年对中国10个地区约46万名35～74岁成年人进行的横断面调查表明，中国成人平均体力活动水平为21.7 MET-h/d，体力活动量主要来自于职业活动和家务劳动，分

[1] 赵连成,李莹,彭亚光等. 中国成人中心性肥胖腰围身高比值的适宜切点的研究. 中国预防医学杂志. 2012,07:481-485.

[2] He Y, Zhai F, Ma G, et al. Abdominal obesity and the prevalence of diabetes and intermediate hyperglycaemia in Chinese adults. Public health nutrition. 2009, 12(08)：1078-1084.

[3] 广东省糖尿病流行病学调查协作组.腰围/身高比值:预测糖尿病和高血压的有效的腹型肥胖指标.中华内分泌代谢杂志. 2004,20(3)：272-275.

[4] Adair LS, Gordon-Larsen P, Du SF, et al. The emergence of cardiometabolic disease risk in Chinese children and adults: consequences of changes in diet, physical activity and obesity. Obesity Reviews. 2014, 15(S1)：49-59.

别占62%和26%，体育锻炼所占比例仅为4%。各种类型体力活动水平见表2-6-1[1]。

表2-6-1 中国10地区35～74岁成年人各类型平均体力活动量（MET-h/d）

类型	男性（n=188 647）	女性（n=277 958）	合计（n=466 605）
职业活动	17.3±14.9	10.9±12.5	13.5±13.9
家务劳动	2.9±2.8	7.7±3.9	5.7±4.2
体育锻炼	0.8±2.2	0.8±2.2	0.8±2.2
总体力活动	22.8±15.1	20.9±12.8	21.7±13.8

在中国九个省市进行的CHNS结果显示，从1991～2011年18～60岁居民体力活动量呈明显下降趋势，其中职业活动下降最为明显，男性职业活动从1991年的382 MET-h/w降至2011年的264 MET-h/w（下降31%），女性则从420 MET-h/w降至243 MET-h/w（下降42%），而积极的身体活动量（体育锻炼）仍然很低，2011年男性不足7 MET-h/w，女性不足3 MET-h/w[2]。

2011年一项研究对中国10城市9 901名11～18岁青少年进行了调查[3]，学生体力活动达标率仅19.9%，体力活动缺乏和不足的学生各占40%左右（表2-6-2）。

表2-6-2 中国10城市11～18岁青少年体力活动水平

体力活动水平	男生（N=5 057）		女生（N=4 844）		合计（N=9 901）	
	例数	%	例数	%	例数	%
缺乏	1 605	31.7	2 345	48.4	3 950	39.9
体力活动不足	2 185	43.2	1 794	37.0	3 979	40.2
体力活动达标	1 267	25.1	705	14.6	1 972	19.9

注：体力活动水平根据每周达到60分钟及以上中等以上强度的体力活动天数：缺乏，0d/w；不足，1~4d/w；达标，5~7d/w。

[1] Du HD, Li LM, Whitlock G, et al. Patterns and socio-demographic correlates of domain-specific physical activities and their associations with adiposity in the China Kadoorie Biobank Study.BMC Public Health. 2014, 14(826）.

[2] Ng S W, Howard A G, Wang H J, et al. The physical activity transition among adults in China: 1991–2011. Obesity Reviews. 2014, 15(S1）: 27-36.

[3] Chen Y, Zheng Z, Yi J, et al. Associations between physical inactivity and sedentary behaviors among adolescents in 10 cities in China. BMC public health. 2014, 14(1）: 744.

2.6.2　体力活动不足与心血管病

中国心血管流行病学多中心协作研究和中国心血管健康研究对基线年龄在35～74岁，无MI、脑卒中或糖尿病病史的6 348名城市居民进行了为期平均7.9年的随访。分析表明，基线体力活动水平与2型糖尿病呈明显负相关，随着体力活动的增加，2型糖尿病的发病率呈明显下降趋势（表2-6-3）[1]。

表2-6-3　不同体力活动水平与2型糖尿病的发病风险

变量	基线体力活动水平（PAL）			
	1.00～1.39	1.40～1.59	1.60～1.89	>1.89
发病率(1/1 000人年)	11.45	8.55	9.85	8.54
RR*	1.00	0.92(0.69～1.22)	0.67(0.50～0.89)	0.59(0.45～0.77)

注：Cox回归分析时调整了年龄、性别、地理区域、教育水平、吸烟、饮酒以及糖尿病家族史；
*，趋势检验P值<0.0001。

对2007～2010年江西省慢性病及危险因素监测和死亡登记的资料分析表明，与体力活动充足者相比，无体力活动者和低体力活动者在各年龄组中缺血性心脏病、缺血性卒中和2型糖尿病的死亡风险均增加（表2-6-4）。如果体力活动不足率减少50％或30％，则归因于体力活动不足的死亡可以分别减少3 678和2 090人，人均期望寿命可分别增加0.40年和0.23年[2]。

表2-6-4　不同体力活动水平与心血管病和糖尿病死亡的风险RR（95％CI）

体力活动水平	年龄组	疾病类型		
		缺血性心脏病	缺血性卒中	2型糖尿病
无体力活动	18～44	1.71（1.58～1.85）	1.53（1.31～1.79）	1.45（1.37～1.54）
	45～69	1.71（1.58～1.85）	1.53（1.31～1.79）	1.45（1.37～1.54）
	70～79	1.50（1.38～1.61）	1.38（1.18～1.60）	1.32（1.25～1.45）
	≥80	1.30（1.21～1.41）	1.24（1.06～1.33）	1.20（1.14～1.28）
低体力活动	18～44	1.44（1.28～1.62）	1.10（0.89～1.37）	1.24（1.11～1.39）
	45～69	1.44（1.28～1.62）	1.10（0.89～1.37）	1.24（1.11～1.39）
	70～79	1.31（1.17～1.48）	1.08（0.87～1.33）	1.18（1.04～1.32）
	≥80	1.20（1.07～1.35）	1.05（0.85～1.30）	1.11（0.99～1.25）

注：参照组为各年龄段体力活动充足者。

[1] Fan S, Chen J, Huang J, et al. Physical activity level and incident type 2 diabetes among Chinese adults. Med Sci Sports Exerc.2015,47(4)：751-756.
[2] Xu G, Sui X, Liu S, et al. Effects of Insufficient Physical Activity on Mortality and Life Expectancy in Jiangxi Province of China, 2007-2010.PloS One. 2014, 9(10)：e109826.

以上资料表明，近年来中国居民总体力活动量仍呈明显下降趋势，特别是与职业有关的体力活动量下降最明显。主动的身体锻炼是增加体力活动量的有效途径，但目前为止，来源于身体锻炼等主动的体力活动量仍然很低。要改变这种局面，全社会都要行动起来，认真贯彻和执行卫计委等相关部门制定的“全民健身计划（2011～2015）”，促进大众体育发展和体育的社会化，提高居民进行身体锻炼的积极性，并进一步改善居民参加体育锻炼的环境，以遏制心血管病等慢性病的流行，提高居民的健康水平。

2.7 不合理膳食

2.7.1 膳食营养的现状及变化趋势

2002年全国营养与健康调查资料表明，中国居民膳食结构发生了很大变化[1]，一些膳食特点明显不利于心血管病的预防，包括：谷类食物摄入量明显下降，而脂肪摄入增加明显，碳水化合物供能比减少，脂肪供能比过高。此外，居民水果、蔬菜的摄入量仍然较低，虽然膳食钠摄入有所减少，折合为人均食盐摄入约15.9g/d，仍大大超过膳食指南推荐的标准。

CHNS在中国九省市的相同人群进行了多次膳食调查，结果反映了居民近期膳食营养的特点及长期变化趋势：脂肪供能比仍呈明显上升趋势，超过居民膳食指南推荐标准（推荐的脂肪供能比为20%～30%）的比例明显上升，而碳水化合物供能比在减少，低于膳食指南推荐标准（推荐的碳水化合物供能比为55%～65%）的比例明显上升（表2-7-1）[2,3]。

表2-7-1　1989～2009年中国九省市居民膳食脂肪供能比≥30%和碳水化合物供能比<55%构成变化（%）

供能比构成	调查年代							
	1989	1991	1993	1997	2000	2004	2006	2009
18～49岁人群								
脂肪供能比≥30%	35.8	30.3	28.9	32.7	42.2	40.6	51.5	55.0
碳水化合物供能比<55%	30.4	26.2	25.9	27.3	34.8	35.1	48.3	53.1

[1] 翟凤英,杨晓光主编.《2002年中国居民营养与健康状况调查报告》之二：《膳食与营养素摄入情况》.北京：人民卫生出版社. 2006.7

[2] 张兵,王惠君,杜文雯等. 1989～2009年中国九省区居民膳食营养素摄入状况及变化趋势(二) 18～49岁成年居民膳食能量摄入状况及变化趋势.营养学报,2011,33(3)：237-242.

[3] 张兵,王惠君,苏畅等. 1989～2009年中国九省（区）儿童青少年能量摄入状况及变化趋势. 中华预防医学杂志,2012,46(12)：1064-1068.

表2-7-1　1989～2009年中国九省市居民膳食脂肪供能比≥30%和碳水化合物供能比<55%构成变化（%）　（续表）

供能比构成	调查时间（年）							
	1989	1991	1993	1997	2000	2004	2006	2009
6～17岁人群								
脂肪供能比≥30%	25.4	24.8	25.1	30.2	42.7	41.6	51.5	58.1
碳水化合物供能比<55%	19.1	19.1	21	23.7	34.1	32.9	47.1	55.1

CHNS分析了1989～2006年七次横断面调查中18～59岁人群主要食物摄入量的变化[1]，结果表明谷类食物摄入量呈下降趋势，肉类、蛋类、食用油摄入量呈明显上升趋势，蔬菜摄入量则有减少的趋势，水果摄入量有增加的趋势（表2-7-2）。在CHNS调查的6～17岁人群中，肉类和水果的摄入量同样呈上升趋势，蔬菜的摄入量呈下降趋势[2,3]。CHNS调查所反映的膳食变化的特点除水果外，其他主要食物的变化趋势与1982～2002年三次全国营养调查所反映的特点基本相同。

表2-7-2　1989～2006年中国九省市居民（18～59岁）食物摄入量变化（g/d）

食物种类	调查时间（年）						
	1989	1991	1993	1997	2000	2004	2006
男性							
谷类	552.8	537.0	529.2	535.8	477.9	490.7	466.3
肉类	97.0	102.9	113.4	114.2	125.2	131.1	141.5
蛋类	11.4	16.3	15.9	24.0	27.3	26.8	32.0
食用油	31.5	36.8	33.9	42.1	44.5	40.6	46.5
蔬菜	401.6	365.2	389.2	356.6	363.4	383.7	374.5
水果	124.6	92.9	126.4	145.9	137.4	133.8	229.1

[1] 张兵,王惠君,杜文雯等. 1989-2006年中国九省（区）居民食物消费状况. 中华预防医学杂志,2011,45(4)：330-334.
[2] 王志宏,张兵,王惠君等.1991-2011年中国九省(区）6-17岁儿童肉类消费模式的变化趋势.中华预防医学杂志, 2013, 47(9)：826-831.
[3] 王志宏,张兵,王惠君等.中国9省(区）1991-2009年6-17岁儿童青少年蔬菜水果摄人变化趋势及其社会经济因素的影响. 中华流行病学杂志, 2013; 34(9)：863-868.

表2-7-2 1989～2006年中国九省市居民（18～59岁）食物摄入量变化（g/d） （续表）

食物种类	调查时间（年）						
	1989	1991	1993	1997	2000	2004	2006
女性							
谷类	505.7	490.1	478.9	460.1	404.6	417.5	392.6
肉类	80.2	83.4	91.6	98.4	106.6	110.4	118.4
蛋类	10.8	14.7	14.0	23.2	25.8	25.1	29.9
食用油	29.5	32.8	30.2	37.1	38.7	36.0	39.5
蔬菜	385.3	338.37	363.5	336.5	337.1	354.7	346.4
水果	120.5	97.6	122.0	156.0	131.9	146.1	228.0

CHNS分析了1991～2009年20～60岁人群膳食钠、钾摄入水平[1]，结果表明膳食钠摄入量呈明显下降趋势，膳食钾摄入量则有增加的趋势（趋势检验P值均<0.001），结果见表2-7-3，但至2009年钠的摄入量仍高达4.7g/d（折合成食盐为12.0g/d），膳食钾的摄入量仍低于膳食指南推荐的每天2克水平。

表2-7-3 1991～2009年20～60岁人群膳食钠、膳食钾（g/d）摄入水平（$\bar{x}\pm s$）

	调查时间（年）						
	1991	1993	1997	2000	2004	2006	2009
膳食钠	6.6±3.4	6.6±3.4	6.2±3.5	6.0±3.2	5.2±2.7	5.0±2.8	4.7±2.6
膳食钾	1.5±0.5	1.6±0.6	1.8±0.6	1.8±0.7	1.8±0.7	1.8±0.7	1.8±0.7

2010年对全国疾病监测系统的162个监测点18岁以上约9.7万名居民调查表明，成年人约6成知晓减少盐摄入有益于健康，约4成居民已采取减盐措施，城市居民的知晓率和行为率高于农村（表2-7-4）[2]。居民认识的提高和行为的改变与CHNS研究观察到的钠摄入量的减少相一致。

[1] Du S, Neiman A, Batis C, et al. Understanding the patterns and trends of sodium intake, potassium intake, and sodium to potassium ratio and their effect on hypertension in China. Am J Clin Nutr, 2014, 99(2)：334-343.
[2] 徐建伟,颜流霞,陈晓荣等.2010年中国成年人减盐知识、态度和行为情况分析.中华预防医学杂志,2014,48(5)：350-354.

表2-7-4 中国不同地区减盐知晓和行为情况

	调查人数	知晓率(%)	行为率(%)
城市	38 642	77.1*	56.5*
农村	58 274	56.3	35.6
合计	96 916	62.9	42.2

注：与农村相比，*P<0.01。

2.7.2 膳食营养与心血管病及其危险因素的关系

上海男性、女性健康研究是对13.4万名40～74岁上海市居民进行的前瞻性研究[1]，对男性平均随访6.5年，女性平均随访12.0年，结果表明，基线时居民对膳食指南的依从度（依从性得分）与总死亡风险以及男性心血管疾病死亡风险、肿瘤死亡风险、糖尿病死亡风险均呈明显的负相关，见表2-7-5。

表2-7-5 上海市居民对膳食指南依从性评分与死亡风险RR（95%CI）

	膳食指南依从得分四分位分组				趋势检验P值
	1	2	3	4	
男性（n=61 239）					
总死亡	1.00	0.78(0.71～0.86)	0.77(0.69～0.85)	0.67(0.60～0.75)	<0.005
心血管病死亡	1.00	0.73(0.62～0.87)	0.68(0.57～0.81)	0.54(0.45～0.66)	<0.005
肿瘤死亡	1.00	0.82(0.71～0.96)	0.88(0.75～1.02)	0.83(0.70～0.97)	0.02
糖尿病死亡	1.00	0.83(0.52～1.32)	0.53(0.30～0.96)	0.58(0.31～1.10)	0.02
女性（n=73 216）					
总死亡	1.00	0.99(0.92～1.07)	0.95(0.88～1.04)	0.87(0.80～0.95)	0.004
心血管病死亡	1.00	0.94(0.82～1.08)	0.88(0.76～1.03)	0.88(0.75～1.03)	0.06
肿瘤死亡	1.00	1.02(0.90～1.15)	0.99(0.87～1.12)	0.89(0.77～1.02)	0.11
糖尿病死亡	1.00	0.91(0.68～1.20)	0.90(0.65～1.23)	0.73(0.51～1.05)	0.11

注：Cox比例风险回归模型调整了年龄、受教育程度、收入、吸烟、饮酒、复合维生素使用、女性绝经状态和激素治疗（女性模型）、体力活动、BMI、腰臀比、心血管疾病或糖尿病或高血压病家族史以及总能量摄入。

[1] Yu D, Zhang X, Xiang Y B, et al. Adherence to dietary guidelines and mortality: a report from prospective cohort studies of 134,000 Chinese adults in urban Shanghai. Am J Clin Nutr, 2014, 100(2)：693-700.

另一项对上海女性健康研究随访9.8年和上海男性健康研究随访5.4年分析的结果表明[1]，基线女性蔬菜水果摄入量与冠心病发病风险呈显著负相关（趋势检验P=0.04），蔬菜水果摄入最高组（中位数814g/d）与蔬菜水果摄入最低组（274g/d）相比，其冠心病发病风险降低38%；在男性中蔬菜水果摄入量也与冠心病发病风险呈负关联，但未达到显著性水平。表2-7-6。

表2-7-6 蔬菜水果摄入与冠心病发病风险（RR）

	四分位数				趋势检验P值
	Q1	Q2	Q3	Q4	
女性(n=67 211)					
中位摄入量（g/d）	274	432	581	814	
病例数	60	35	29	24	
RR	1.00	0.74(0.48～1.12)	0.68(0.43～1.07)	0.62(0.38～1.02)	0.04
男性(n=55474)					
中位摄入量（g/d）	242	379	507	722	
病例数	65	51	47	54	
RR	1.00	0.80(0.55～1.16)	0.75(0.51～1.10)	0.85(0.58～1.25)	0.45

注：Cox比例风险回归模型调整了年龄、BMI、收入、受教育程度、吸烟、饮酒、体力活动、阿司匹林使用、维生素E和复合维生素补充剂、女性绝经状态及激素替代治疗（女性模型）、总能量摄入、红肉和鱼贝类摄入。

CHNS研究对不同时期调查时基线无高血压者进行了前瞻性观察，发现基线膳食钠的摄入量与高血压发病风险呈显著正关联，而钾的摄入量与高血压发病风险呈显著的负关联[2]。表2-7-7。

表2-7-7 基线膳食钠、钾摄入水平（g/d）与高血压发病风险，RR（95% CI）

	膳食钠、钾摄入量5分位分组				
	1	2	3	4	5
钠摄入量	<3.2	3.2～4.3	4.4～5.5	5.6～7.5	≥7.6
RR	1.00	0.99(0.84～1.18)	1.20(1.01～1.42)	1.37(1.16～1.62)	1.84(1.56～2.16)
钾摄入量	<1.2	1.2～1.4	1.5～1.7	1.8～2.1	≥2.2
RR	1.00	0.83(0.71～0.97)	0.94(0.80～1.10)	0.74(0.63～0.87)	0.66(0.56～0.78)

注：模型调整了能量摄入、年龄、性别、受教育程度、收入、地域、BMI、体力活动、吸烟及饮酒；分析钾摄入量与高血压发病风险时，同时调整钠的摄入量。

[1] Yu D, Zhang X, Gao YT, et al. Fruit and vegetable intake and risk of CHD: results from prospective cohort studies of Chinese adults in Shanghai. Br J Nutr,2014,111(2):353-362.
[2] Du S, Neiman A, Batis C, et al. Understanding the patterns and trends of sodium intake, potassium intake, and sodium to potassium ratio and their effect on hypertension in China. Am J Clin Nutr, 2014, 99(2): 334-343.

一项对6个长期使用低钠盐降低血压的随机临床试验研究（其中5个研究来自中国）的荟萃分析表明，低钠盐可以显著降低收缩压4.9mmHg（P＜0.001）和舒张压1.5mmHg（P=0.013）[1]。

现有的证据表明，自上世纪80年代初开始中国居民膳食结构已发生明显变化，近年来这种变化还在持续，除钠摄入量明显减少（但仍高于膳食指南推荐量的1倍以上）和水果摄入量有所增加外，一些不利于心血管病等慢性病防治的膳食因素依然存在或呈加重的趋势（如膳食中能量来源的结构失衡，蔬菜摄入量减少等），应引起政府、卫生行政机关、疾病防治部门及广大居民的重视。大力宣传和推广居民膳食指南，改善居民膳食结构，是目前预防包括心血管病在内的慢性病的重要措施。

2.8 代谢综合征

目前文献报道经常采用的成人代谢综合征（MS）的定义包括：中华医学会糖尿病分会（CDS）MS诊断标准，中国成人血脂异常防治指南MS诊断标准（GCDCJ），美国国家胆固醇教育计划（NCEP）专家委员会关于成年人高胆固醇血症的监测、评估和治疗的第三次报告（ATPⅢ）MS诊断标准，国际糖尿病联盟（IDF）MS诊断标准。

2.8.1 代谢综合征患病率

2.8.1.1 不同地区成人MS患病率

2002年中国营养与健康状况调查，依据CDS和ATPⅢ MS诊断标准，18岁以上MS患病率分别为6.6%和13.8%。不同地区、不同特征人群、不同标准MS患病率见表2-8-1。其中新疆克拉玛依调查对象包括汉族、维吾尔族和哈萨克族，MS患病率（GCDCJ标准）分别为38.8%、42.9%和46.7%，三个民族MS患病率差异无统计学意义（P＞0.05）。

[1] Peng Y G, Li W, Wen XX, et al. Effects of salt substitutes on blood pressure: a meta-analysis of randomized controlled trials. Am J Clin Nutr, 2014, 100(6)：1448-1454.

表2-8-1 不同地区MS患病率（%）

地区	调查时间	年龄	人群	样本量	患病率（%）				
					NCEP	CDS	GCDCJ	IDF	ATPⅢ
南通[1]	2007～2008	18～74	农村居民	20 502				21.1	
新疆[2]	2007～2010	＞35	社区居民	3 821			39.3		
东北[3]	2009～2010	18～74	社区居民	15 477	27.4				
江苏[4]	2010	≥18	社区居民	8 400		18.4	22.8	29.5	37.3
重庆[5]	2011～2012	≥35	社区居民	5 384				20.28	
甘肃[6]	2012～2013	18～96	社区居民	6 609		13.42			30.43
东莞[7]		＞18	围绝经期及绝经后妇女	3 391		23.5			

2.8.1.2 儿童青少年MS患病率

浙江省采用分层抽样的方法，对10～15岁儿童青少年2 125人进行调查，依据中国儿童青少年MS定义和防治建议（2012）（简称MS-CHN2012标准），调查人群中MS患病率为2.0％[8]。

中国东北1 312名中学生调查，依据IDF儿童MS诊断标准，MS患病率为7.6%[9]。

一项综述[10]纳入了2004～2014年发表的中国儿童青少年MS流行特征的19篇文献，年龄16～20岁，依据IDF标准、NCEPⅢ标准以及MS-CHN2012标准，MS患病率分别为1.8%，2.6%和2.0%。不同研究儿童青少年MS患病率见表2-8-2。

[1] Xiao J, Huang JP, Xu GF, et al. Association of alcohol consumption and components of metabolic syndrome among people in rural China. Nutr Metab (Lond), 2015 Feb 28; doi: 10.1186/s12986-015-0007-4. eCollection 2015.12:5.

[2] 向阳,胡育英,彭潇等. 克拉玛依炼油厂社区居民代谢综合征流行病学调查. 新疆医科大学学报, 2014, 37(12):1561-1563.

[3] Song QB，Zhao Y，Liu YQ，et al. Sex difference in the prevalence of metabolic syndrome and cardiovascular-related risk factors in urban adults from 33 communities of China: The CHPSNE study Diab Vasc Dis Res, 2015,12 (3):189-198.

[4] 陶然，武鸣，覃玉等.江苏省成年人代谢综合征流行特征及其不同诊断标准的对比研究.吉林大学学报(医学版), 2015, 41 (1):181-189.

[5] 邓敏,邓华聪,王行等. 重庆市35岁及以上人群代谢综合征的流行病学调查.中华内分泌代谢杂志, 2014, 30(9):760-764.

[6] 李金龙，韩平治，齐发梅.甘肃省5市成年体检人群代谢综合征调查. 中华流行病学杂志, 2014,35(9):1015-1019.

[7] 罗小琴，黄辉，彭贵成等.东莞市东部地区围绝经期及绝经后妇女代谢综合征的流行情况及其危险因素分析.中国妇幼保健, 2015, 30(13):2030-2033.

[8] 邱吉凤, 付淑珍, 吴卫萍等. 浙江省龙泉市山区儿童青少年肥胖与代谢综合征流行病学研究.中国基层医药, 2015,8:1139-1142.

[9] Li P, Jiang R, Li L, et al. Prevalence and risk factors of metabolic syndrome in school adolescents of northeast China. J Pediatr Endocrinol Metab,2014,27(5-6):525-532.

[10] 叶佩玉，闫银坤，丁文清等. 中国儿童青少年代谢综合征患病率Meta分析.中华流行病学杂志, 2015,36(8):884-888.

表2-8-2 儿童青少年MS患病率（%）

地区	IDF	NCEP Ⅲ	MS-CHN2012
浙江[1]			2.0
肥胖者			42.0
东北[2]	7.6		
男性	10.9		
女性	3.8		
Meta分析[3]	1.8	2.6	2.0
男性	2.9	7.1	2.4
女性	1.8	5.2	1.5
正常体重	0.2	0.7	0.
超重	4.7	6.6	9.6
肥胖	17.3	26.7	19.6

2.8.2 代谢综合征危险因素

2009～2010年在东北进行的15 477名城市居民的调查中[4]，体力活动较多的男性MS患病率较低，调整OR 0.88, 95% CI 0.79～0.99；但体力活动较多的女性MS患病率却较高，调整OR 1.14, 95% CI 1.00～1.29。与主食以米饭为主者相比，以面食为主者MS患病率低，男性OR 0.72, 95% CI 0.58～0.90，女性OR 0.72, 95% CI 0.56～0.92。

南通2007～2008年对20 502居民进行调查[5]，女性饮酒者MS患病率为20.6%，显著低于不饮酒者（23.6%）。男性饮酒者和不饮酒者MS的患病率差异没有统计学意义（16.4% vs 17.1%）。

[1] 邱吉凤, 付淑珍, 吴卫萍等. 浙江省龙泉市山区儿童青少年肥胖与代谢综合征流行病学研究.中国基层医药, 2015,8:1139-1142.

[2] Li P, Jiang R, Li L, et al. Prevalence and risk factors of metabolic syndrome in school adolescents of northeast China. J Pediatr Endocrinol Metab,2014,27(5-6):525-532.

[3] 叶佩玉，闫银坤，丁文清等. 中国儿童青少年代谢综合征患病率Meta分析.中华流行病学杂志, 2015,36(8):884-888.

[4] Song QB，Zhao Y，Liu YQ，et al. Sex difference in the prevalence of metabolic syndrome and cardiovascular-related risk factors in urban adults from 33 communities of China: The CHPSNE study Diab Vasc Dis Res, 2015,12 (3):189-198.

[5] Xiao J, Huang JP, Xu GF, et al. Association of alcohol consumption and components of metabolic syndrome among people in rural China. Nutr Metab (Lond), 2015 Feb 28; doi: 10.1186/s12986-015-0007-4. eCollection 2015.12:5.

2.9 大气污染

近年来，大量研究显示颗粒物（particulate matter, PM）大气污染尤其是$PM_{2.5}$（细颗粒物）是CVD的一种危险因素[1]。$PM_{2.5}$被认为是PM中最主要的致病成分，与CVD的关联更为密切[2,3]。目前的研究多为大气污染短期暴露（数小时到数天）与CVD死亡、发病和就诊情况等的关联分析。国内已发表了多篇大气颗粒物$PM_{2.5}$、二氧化硫（SO_2）和氮氧化合物（NO_X）与CVD的关联研究[4]。

2.9.1 大气污染对心血管疾病的短期效应

（1）$PM_{2.5}$浓度与CVD死亡的关联

国内多个城市利用日均$PM_{2.5}$数据和当地死因监测数据，对日均$PM_{2.5}$浓度每增加10μg/m³或100μg/m³与CVD的关系进行了分析。近10年来发表的研究结果汇总。表2-9-1。

表2-9-1 $PM_{2.5}$浓度与CVD死亡的关联

监测时间（年）	地区	$PM_{2.5}$浓度(均值)	结局指标/数量	CVD风险(95% CI)
2004～2005	上海[5]	56.4μg/m³	总死亡/79 530	每增加10 μg/m³，CVD死亡增加0.41%（0.01%~0.82%）。
2004～2008	西安[6]	176.7μg/m³	——	每增加10 μg/m³，CVD死亡增加0.27%（0.08%~0.46%）；冠心病死亡增加0.39%（0.14%~0.65%）。
2004～2008	西安[7]	中位数 2004年 184.9μg/m³ 2005年 194.9μg/m³ 2006年 206.8μg/m³ 2007年 193.7μg/m³ 2008年 179.1μg/m³	CVD死亡/22 051	每增加100 μg/m³，CVD死亡、冠心病死亡和脑卒中死亡分别增加6.18%、8.23%和5.13%。

[1] Brook RD, Rajagopalan S, Pope CA 3rd, et al.Particulate matter air matter air pollution and cardiovascular disease: An update to the scientific statement from the American Heart Association. Circulation, 2010, 121（21）:2331-2378.

[2] 万征, 边波.颗粒物大气污染: 独立的心血管病危险因素.中国循证心血管医学杂志, 2011, 3（5）：332-335

[3] 秦纲, 吕吉元.颗粒物污染与动脉粥样硬化研究进展.中华心血管病杂志, 2011, 39（3）：282-284.

[4] Shang Y1, Sun Z, Cao J, et al. Systematic review of Chinese studies of short-term exposure to air pollution and daily mortality. Environ Int, 2013, 54:100-111.

[5] Kan H, London SJ, Chen G, et al. Differentiating the effects of fine and coarse particles on daily mortality in Shanghai, China. Environ Int, 2007, 33:376-384.

[6] Huang W, Cao J, Tao Y, et al. Seasonal variation of chemical species associated with short-term mortality effects of PM（2.5）in Xi'an, a Central City in China.Am J Epidemiol, 2012, 175（6）:556-566.

[7] 赵珂, 曹军骥, 文湘闽等．西安市大气$PM_{2.5}$污染与城区居民死亡率的关系．预防医学情报杂志, 2011, 27: 257-262.

表2-9-1 $PM_{2.5}$浓度与CVD死亡的关联 （续表）

监测时间（年）	地区	$PM_{2.5}$浓度(均值)	结局指标/数量	CVD风险(95% CI)
2006～2008	沈阳[1]	75μg/m³	总死亡/60 938	每增加10μg/m³，CVD死亡增加0.53%（0.09%~0.97%）；≥75岁人群CVD死亡增加0.64%（0.02%~1.24%）。
2007～2008	广州[2]	70.1μg/m³	总死亡/58 400	每增加10μg/m³，CVD死亡增加1.22%（0.63%~1.68%）。
2006～2011	上海[3]	55μg/m³	院外冠心病死亡/18 202	每增加10μg/m³，院外冠心病死亡增加0.68% (0.14%~1.21%)。
2010～2012	北京[4]	96.2μg/m³	缺血性心脏病死亡/53 247	每增加10μg/m³，缺血性心血管病死亡增加0.25%（0.10%~0.40%）。

（2）$PM_{2.5}$与CVD发病率的关联

大多数CVD患者由于在急性期得到了治疗而生存，因此死亡率并不能完全反映空气污染物对这类疾病的短期效应。有研究对北京市2010～2012年$PM_{2.5}$浓度与369 469例缺血性心脏病（IHD）发病事件的关系进行了分析，结果显示[4]：北京市日平均$PM_{2.5}$浓度为96.2μg/m³，该浓度每增加10μg/m³，当日的IHD发病增加0.27%（95% CI 0.21%～0.33%）。此外，$PM_{2.5}$浓度对IHD发病的作用存在滞后效应，表现为暴露于高水平$PM_{2.5}$后的1、2和3天仍然会观察到IHD发病的升高。另外，本研究发现65岁以上老年人群对$PM_{2.5}$更敏感，该人群IHD发病和死亡与$PM_{2.5}$浓度之间的关联均要显著强于65岁以下人群。

（3）大气二氧化硫和氮氧化物与CVD的关联

近10年大气SO_2和二氧化氮（NO_2）与CVD的关联研究汇总见表2-9-2。

[1] Ma Y, Chen R, Pan G, et al. Fine particulate air pollution and daily mortality in Shenyang, China. Sci Total Environ.2011, 409:2473-2477.

[2] Yang C, Peng X, Huang W, et al.A time-stratified case-crossover study of fine particulate matter air pollution and mortality in Guangzhou, China. Int Arch Occup Environ Health, 2012, 85（5）:579-585.

[3] Dai J, Chen R, Meng X, et al. Ambient air pollution, temperature and out-of-hospital coronary deaths in Shanghai.China. Environ Pollut, 2015, 203:116-121.

[4] Xie W, Li G, Zhao D, et al. Relationship between fine particulate air pollution and ischaemic heart disease morbidity and mortality. Heart, 2015, 101:257-263.

表2-9-2 大气SO_2和NO_2与CVD的关联研究

监测时间（年）	地区	平均浓度	结局指标/数量	SO_2或NO_2浓度每增加10μg/m³所致的CVD风险（95%CI）
2006～2007	广州[1]	SO_2 - NO_2 -	CVD急诊人次/9 901	CVD急诊人次增加1.17%（0.41%～1.94%）； CVD急诊人次增加1.28%（0.5%～2.06%）。
2004～2008	北京市朝阳区[2]	SO_2 63.9μg/m³ NO_2 146.1μg/m³	循环系统死亡/19 241	循环系统死亡增加0.36%（-0.13%～0.85%）； 循环系统死亡增加0.30%（-0.34%～0.94%）
2007～2008	广州[3]	SO_2 50.0μg/m³ NO_2 65.8μμg/m³	总死亡/58 400	CVD死亡率增加0.822%（0.17%～1.48%）； CVD死亡率增加0.28%（-0.45%～1.01%）。
2006～2009	武汉[4]	SO_2 53.2μg/m³ NO_2 53.1μg/m³	CVD死亡事件/8 955	CVD死亡风险（RR）是1.01（1.000~1.020）； ≥65岁CVD死亡风险（RR）是1.016（1.001~1.031）； CVD死亡风险（RR）1.019（1.005~1.033）。
2006～2011	上海[5]	SO_2 53μg/m³ NO_2 62μg/m³	院外冠心病死亡/18 202	院外冠心病死亡增加了0.88%（0.14%~1.62%）； 院外冠心病死亡增加1.60%（0.72%~2.48%）。
2010～2012	上海[6]	SO_2 30μg/m³ NO_2 56μg/m³	急诊冠心病人次/47 523	急诊冠心病增加了0.90%（-0.14%~1.93%）； 急诊冠心病增加了1.44%（0.63%~2.26%）。

2.9.2 大气污染对心血管疾病的长期效应

有研究显示大气污染长期作用对CVD的影响更大[7]。大气污染对CVD的长期效应需要通过队列研究来评价，目前国内相关的研究较少。在中国高血压调查及其随访研究中[8]，研究者利用研究对象的住宅邮政编码链接固定空气质量监测站获得大气中总悬浮颗粒、SO_2和NO_x暴露值，结合70 947队列人群长期（1991～2000年）随访结果，分析了基线大气颗粒物暴露水平与CVD死亡的关系，结果显示：基线大气颗粒物暴露量与CVD死亡之间存在关联；总悬浮颗粒浓度、SO_2和NO_x每增加10μg/m³，CVD死亡分别增加0.9%（95%CI

[1] 徐清云，马玉花，李双明等. 广州市大气污染物与居民每日心血管疾病急诊人次关系的时间序列研究. 环境与健康杂志，2013，30（11）：977-980.

[2] 张金艳，张政，孟海英等. 北京市朝阳区户籍居民循环系统疾病死亡与大气污染关系的时间序列研究.中华预防医学杂志，2012，4（2）:139-142.

[3] Yang C,Peng X,Huang W,et al.A time-stratified case-crossover study of fine particulate matter air pollution and mortality in Guangzhou, China. Int Arch Occup Environ Health,2012，85(5):579-585.

[4] Yisi L , Xi C, Shuqiong H, et al. Association between Air Pollutants and Cardiovascular Disease Mortality in Wuhan, China. Int. J. Environ. Res. Public Health, 2015, 12:3506-3516.

[5] Dai J, Chen R, Meng X, et al. Ambient air pollution, temperature and out-of-hospital coronary deaths in Shanghai.China. Environ Pollut,2015，203:116-121.

[6] Xie J1, He M, Zhu W. Acute effects of outdoor air pollution on emergency department visits due to five clinical subtypes of coronary heart diseases in shanghai, china. J Epidemiol, 2014;24（6）:452-459.

[7] 秦纲,吕吉元.颗粒物污染与动脉粥样硬化研究进展.中华心血管病杂志,2011,39（3）：282-284.

[8] Cao J, Yang C, Li J, et al. Association between long-term exposure to outdoor air pollution and mortality in China: a cohort study. J Hazard Mater, 2011, 186:1594-1600.

0.3%～1.5%）、3.2%（95%CI 2.3%～4.0%）和2.3%（95%CI 0.6%～4.1%）。沈阳的队列研究[1]对三个地区（沈阳、鞍山和锦州）24 845人平均随访三年的结果显示，基线SO_2浓度每增加20μg/m³，男性高血压患病率增加19%（OR=1.19;95%CI 1.05～1.34），女性无统计学意义。香港的队列研究[2]对≥65岁的66 820老人基线（1998～2001年）居住地大气颗粒物暴露量与10～13年随访（2011年）的CVD死亡进行分析，分析结果显示: 该老年人群居住地$PM_{2.5}$浓度每增加10 μg/m³，总CVD死亡增加22% （HR 1.22, 95%CI 1.08～1.39），IHD死亡增加42%（HR 1.42, 95%CI 1.16～1.73），脑血管病死亡率增加24%（HR 1.24, 95%CI 1.00～1.53）。

2.9.3 减少室内颗粒物与心肺功能的随机、双盲交叉试验

2014年，有研究者在上海开展了减少室内颗粒物与心肺功能的随机、双盲交叉试验[3]。研究招募了35名健康大学生，随机分为2组。间隔2周时间，交叉使用真或假的空气净化器48小时。研究结果显示：使用空气净化器室内空气平均$PM_{2.5}$浓度由96.2减少至41.3μg/m³；收缩压和舒张压分别下降了2.7%和4.8%，CO呼出量减少了17.0%，血液循环中数个炎症标志物和血栓形成标志物均值下降。研究提示，室内空气净化可以使健康年轻人心肺功能获益。

尽管大量流行病学研究显示颗粒物与CVD事件有关，但目前的研究多为观察性研究，还需更多的实验性研究进一步探讨大气污染与CVD的关系。

[1] Dong GH, Qian ZM, Xaverius PK, et al. Association between long-term air pollution and increased blood pressure and hypertension in China[J]. Hypertension, 2013, 61（3）:578-584.

[2] Wong CM, Lai HK, Tsang H, et al. Satellite-Based Estimates of Long-Term Exposure to Fine Particles and Association with Mortality in Elderly Hong Kong Residents. Environ Health Perspect, 2015, 123（11）:1167-72.

[3] Chen R, Zhao A, Chen H, et al. Cardiopulmonary benefits of reducing indoor particles of outdoor origin: a randomized, double-blind crossover trial of air purifiers. J Am Coll Cardiol, 2015, 65（21）: 2279-87.

第三部分　心血管病

3.1　脑血管病

3.1.1　中国人群脑血管病的患病率、死亡率和变化趋势

（1）中国卫生服务调查[1]

自1993年开始，卫生部每5年在全国范围内组织一次国家卫生服务调查，到2008年已进行了4次。根据四次卫生服务调查的结果，中国脑血管病患病率呈上升趋势，城市地区脑血管病患病率高于农村地区。图3-1-1。

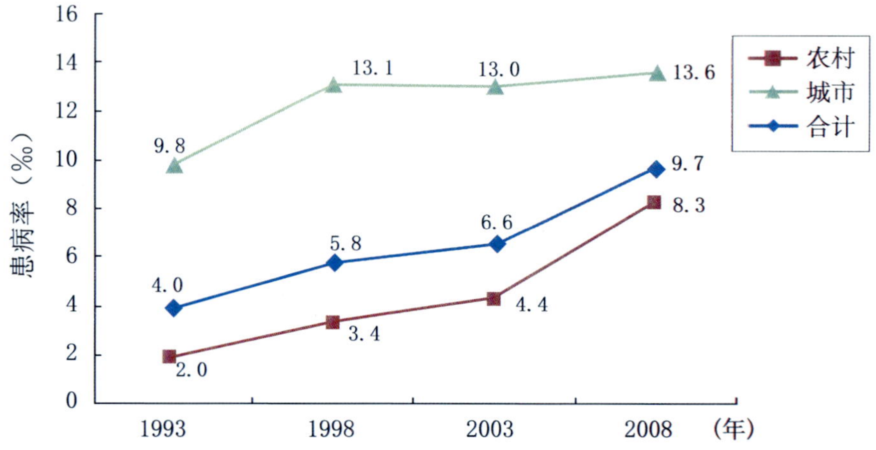

图3-1-1　1993～2008年中国城乡脑血管病患病率变化趋势

[1] 卫生部统计信息中心.中国卫生服务调查研究.中国协和医科大学出版社.

（2）2014年脑血管病死亡率[1]

根据《中国卫生统计年鉴 2015》，2014年中国城市居民脑血管病死亡率为125.78/10万，其中脑出血52.25/10万，脑梗死41.99/10万；农村居民脑血管病死亡率为151.91/10万，其中脑出血74.51/10万，脑梗死45.30/10万。

据此估算，依据第六次人口普查数据，中国2014年死于脑血管病的城市居民为83.73万人，农村居民102.34万人。总体上农村地区脑血管病死亡率高于城市地区，城市、农村地区的男性均高于女性。图3-1-2。

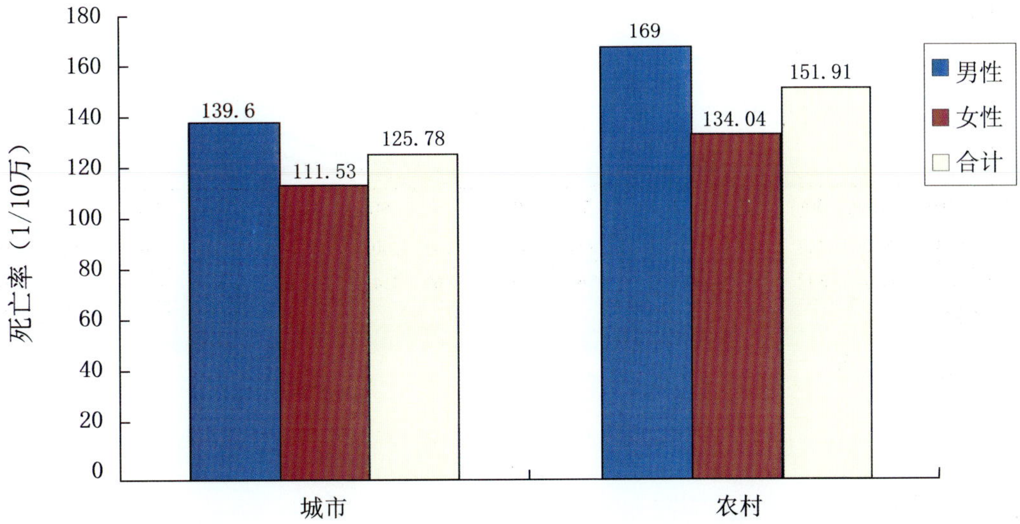

图3-1-2 2014年中国城乡不同性别人群脑血管病死亡率

（3）2014年脑血管病年龄别死亡率(1/10万)

城市、农村地区脑血管病死亡率均随年龄的增加而增加，各年龄组的男性均高于女性。其递增趋势近似于指数关系。农村脑血管病死亡率总体水平高于城市。图3-1-3，图3-1-4。

[1] 国家卫生和计划生育委员会.中国卫生和计划生育统计年鉴2015.北京:中国协和医科大学出版社.

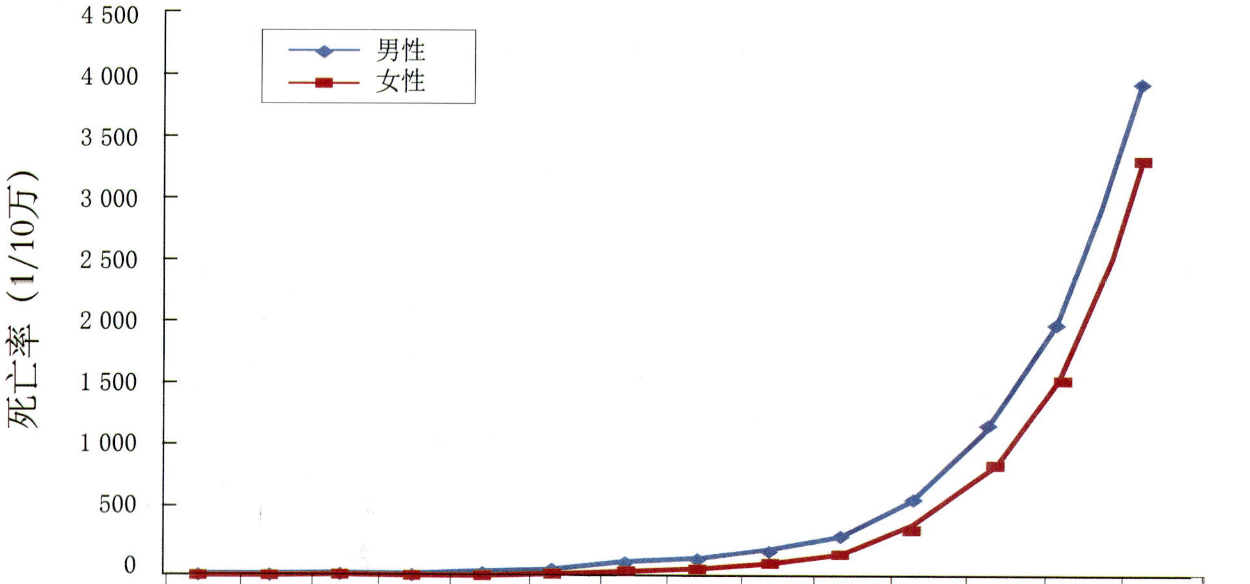

	20~	25~	30~	35~	40~	45~	50~	55~	60~	65~	70~	75~	80~	85~ （岁）
男性	1.33	2.79	7.37	11.78	26.24	38.86	89.80	112.90	230.99	424.23	714.38	1 210.35	2 227.51	4 158.29
女性	0.62	0.70	2.12	3.49	8.72	13.60	35.46	46.60	114.40	241.83	431.29	852.67	1 750.37	3 640.68

图 3-1-3 2014年中国城市地区不同性别、年龄组人群脑血管病死亡率

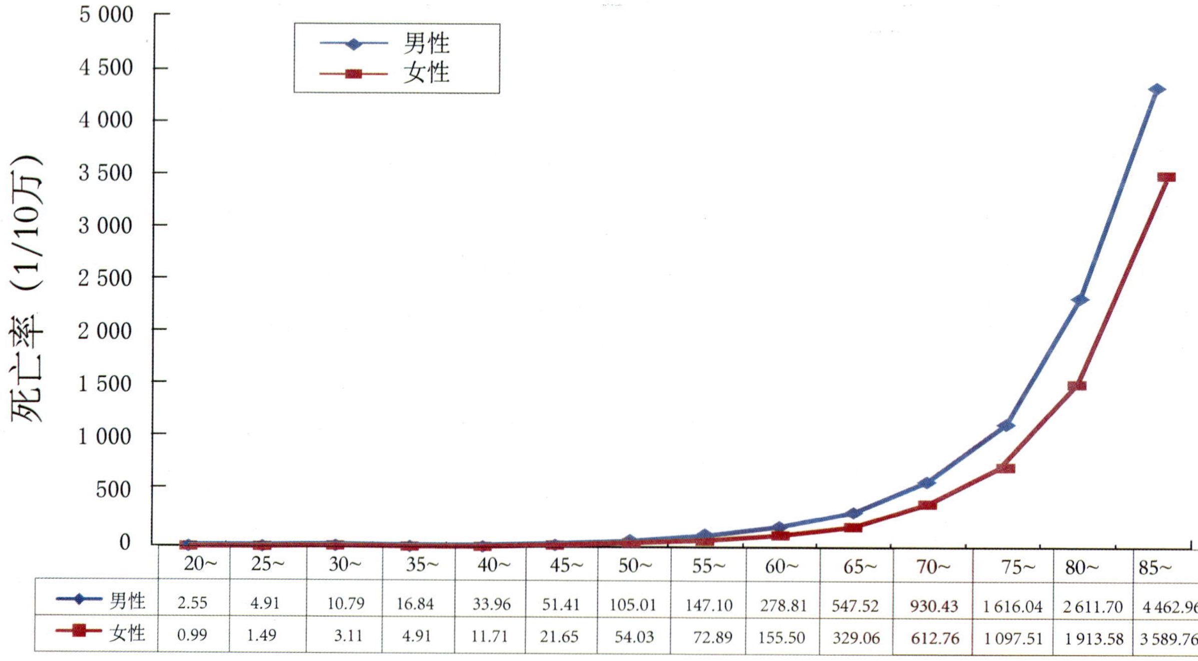

	20~	25~	30~	35~	40~	45~	50~	55~	60~	65~	70~	75~	80~	85~ （岁）
男性	2.55	4.91	10.79	16.84	33.96	51.41	105.01	147.10	278.81	547.52	930.43	1 616.04	2 611.70	4 462.96
女性	0.99	1.49	3.11	4.91	11.71	21.65	54.03	72.89	155.50	329.06	612.76	1 097.51	1 913.58	3 589.76

图3-1-4 2014年中国农村地区不同性别年龄别人群脑血管病死亡率

（4）2003～2014年脑血管病死亡率变化趋势

2003～2014年脑血管病死亡率总体呈上升趋势，农村高于城市。图3-1-5。

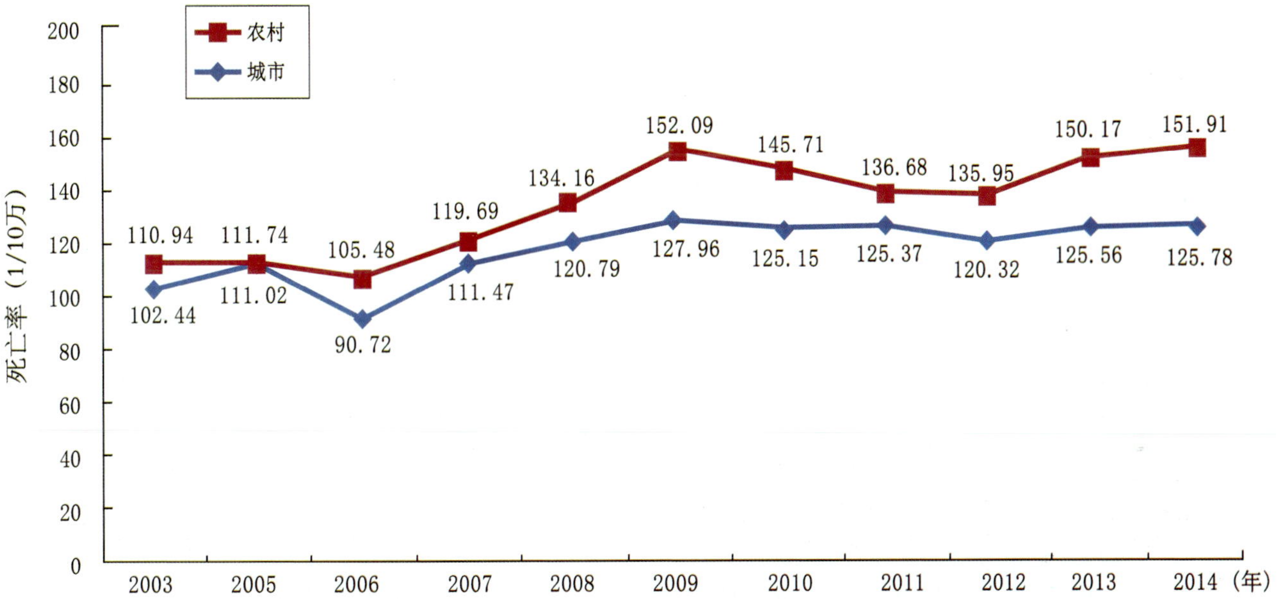

图3-1-5 2003～2014年中国居民脑血管病死亡率变化趋势

（5）2007～2010年脑血管病院内死亡率变化趋势[1]

一项研究入选了2007～2010年全国109家三级甲等医院出院诊断为脑卒中的患者，分析了院内脑卒中死亡趋势及影响因素。脑卒中住院人数从2007年的79 894例增加到2010年的85 474例，院内死亡率从3.16%下降至2.30%。与2007年相比，2010年各种类型脑卒中［蛛网膜下腔出血(OR 0.792, 95% CI 0.636～0.987)、脑出血 (OR 0.647, 95% CI 0.591～0.708)、缺血性脑卒中(OR 0.588, 95% CI 0.532～0.649)］的死亡风险均下降。多因素分析显示，高龄、男性、是否有医疗保险、有无合并症、病情严重程度与院内脑卒中死亡风险有相关性。

（6）首次脑卒中患者生存率和死亡影响因素的研究[2]

2009年收集了浙江省慢性病监测信息管理系统中首次脑卒中患者78 189例，脑梗死、脑出血、蛛网膜下腔出血和未分型脑卒中分别占61.65%、30.42%、2.32%和5.62%。通过随访获得患者生存状况及死亡原因，应用Kaplan-Meier法进行生存率分析，采用Cox比例风险回归模型对影响患者死亡的危险因素进行单因素和多因素分析。随访期间，共33 265例患者死

[1] He Q, Wu C, Luo H, et al. Trends in in-hospital mortality among patients with stroke in China. PLoS One, 2014,9(3):e92763.

[2] 武海滨，龚巍巍，潘劲等. 首次脑卒中患者生存率和死亡影响因素的研究. 中华流行病学杂志, 2014, 7(35): 812-816.

亡，其中根本死因与脑卒中相关的有27 147例(81.61%)。患者当天即因脑卒中死亡6 122例，病死率为7.83%；第28天病死率为21.01%；1～4年生存率分别为72.04%、68.92%、66.27%和64.29%；脑梗死、脑出血、蛛网膜下腔出血和未分型脑卒中的4年生存率分别为80.06%、50.15%、71.80%和21.41%。年龄、性别、文化程度、诊治医院级别、高血压和脑卒中类型是影响其预后的危险因素。

3.1.2 天津地区脑卒中发病率、死亡率及变化趋势[1]

“天津大脑研究”是一项基于人群的脑卒中监测研究，从1985年入选了15 438名城镇居民参加，每年对脑卒中事件和死亡进行登记。由于1992年才能够获得成熟的影像技术，研究者分析比较了1992～1998年、1999～2005及2006～2012年间首发脑卒中的情况。结果显示，上述三个时间段年龄校正的首发脑卒中平均年发病率分别为124.5/10万、190.0/10万和318.2/10万。总体上脑卒中发病率每年增加6.5%，45～65岁男性发病率每年增加12%。1992～2012年间，男性首次发生脑卒中的年龄年轻了3.3岁，女性未观察到类似趋势。同时发现，1992～2012年间肥胖和高血糖的患病率分别增加了8.8倍和11倍。

3.1.3 短暂性脑缺血发作（TIA）的知晓率和治疗率低

2010年中国慢性病和危险因素调查（China Chronic Disease and Risk Factor Surveillance, CCDRFS）对98 658名成人做的横断面调查发现，中国TIA年龄标化患病率是2.27%。TIA多见于女性、老年、教育水平低、当前吸烟、农村或不发达地区，及有吸烟史、高血压史、心肌梗死史、脂代谢紊乱史或糖尿病史者。大约3.08%的成人知晓TIA。TIA者只有5.02%接受治疗，4.07%接受了指南推荐的治疗[2]。

3.1.4 卒中急性期治疗和预防

（1）早期双重抗血小板药治疗策略

非致残性脑血管事件，包括TIA和轻型卒中。北京天坛医院牵头的氯吡格雷治疗伴

[1] Wang J, An Z, Li B, et al. Increasing stroke incidence and prevalence of risk factors in a low-income Chinese population. Neurology, 2015,84(4):374-381.

[2] Wang Y, Zhao X, Jiang Y, et al. Prevalence, knowledge, and treatment of transient ischemic attacks in China. Neurology, 2015, 84(23): 2354-2361.

有急性非致残性脑血管事件高危人群研究（Clopidogrel in High-risk patients with Acute Nondisabling Cerebrovascular Events, CHANCE），发现卒中复发导致轻型卒中患者生活质量下降[1]。非致残性脑血管事件发生早期，氯吡格雷与阿司匹林合用疗效优于单用阿司匹林，获益延续到发病后1年[2]。氯吡格雷与阿司匹林合用治疗非致残性脑血管事件，成本效益优于单用阿司匹林[3]。

（2）固定剂量复方制剂用于卒中二级预防的必要性调查

国家卫生计生委脑卒中防治工程在2011～2012年间对中国6个省份717 620名40岁及以上居民所做的调查显示，卒中标化患病率为1.9%。卒中患者中，高达93.1%适合应用含有至少两种药物的复方制剂。其中75.3%适合应用含有他汀和抗血小板药的复方制剂，70.6%适合应用含有降压药和抗血小板药的复方制剂，54%适合含有降压药、他汀和抗血小板药等三种药物的复方制剂。当前采用多种单药综合治疗的只有6.9%[4]。

（3）叶酸

对深圳市60个社区5 935名居民所做的调查研究显示，高血压人群中，高Hcy血症与缺血性卒中发病风险升高有关。给原发性高血压患者补充叶酸，能降低Hcy水平[5]。

北京大学第一医院在江苏省和安徽省的32个社区20 702名高血压患者中开展的随机对照研究表明，降压药与叶酸联用，比单用降压药能更多地降低卒中发病风险[6]。

3.1.5 卒中的危险因素

（1）蛋白尿

开滦研究中，对社区92 013名18～98岁人群随访4年，发现蛋白尿增加各种卒中亚型的

[1] Wang YL, Pan YS, Zhao XQ, et al. Recurrent stroke was associated with poor quality of life in patients with transient ischemic attack or minor stroke: finding from the CHANCE trial. CNS Neurosci Ther, 2014, 20(12): 1029-35.

[2] Wang Y, Pan Y, Zhao X, et al. Clopidogrel With Aspirin in Acute Minor Stroke or Transient Ischemic Attack (CHANCE) Trial: One-Year Outcomes. Circulation, 2015, 132(1): 40-6.

[3] Pan Y, Wang A, Liu G, et al. Cost-effectiveness of clopidogrel-aspirin versus aspirin alone for acute transient ischemic attack and minor stroke. J Am Heart Assoc, 2014, 3(3): e000912.

[4] Longde W, Ling Y, Yang H, et al. Fixed-dose combination treatment after stroke for secondary prevention in China: a national community-based study. Stroke, 2015, 46(5): 1295-300.

[5] Han L, Wu Q, Wang C, et al. Homocysteine, Ischemic Stroke, and Coronary Heart Disease in Hypertensive Patients: A Population-Based, Prospective Cohort Study. Stroke, 2015, 46(7): 1777-86.

[6] Huo Y, Li J, Qin X, et al. Efficacy of folic acid therapy in primary prevention of stroke among adults with hypertension in China: the CSPPT randomized clinical trial. JAMA, 2015, 313(13): 1325-35.

发病风险[1]。

（2）血压正常高值和高血压增加无症状性颅内动脉狭窄发病率

无症状性多血管异常社区研究（Asymptomatic Polyvascular Abnormalities in Community Study）是开滦研究的子研究，4 422名40岁以上人群参与。研究发现，血压正常高值和高血压增加无症状性颅内动脉狭窄的发病率[2]。

3.2 冠心病

3.2.1 中国人群冠心病死亡率和变化趋势[3]

（1）2014年冠心病死亡率

根据《2015年中国卫生和计划生育统计年鉴》，2014年中国冠心病死亡率城市为107.5/10万，农村为105.37/10万，与2013年(100.86/10万、98.68/10万)相比均有所上升。总体上城市地区冠心病死亡率略高于农村地区，男性高于女性。图3-2-1，表3-2-1。

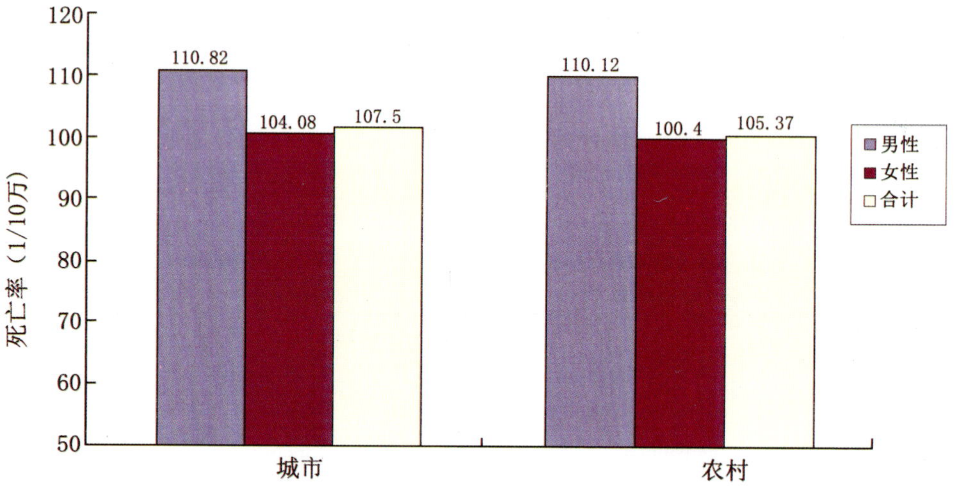

图3-2-1 2014年中国城乡不同性别人群冠心病死亡率

[1] Li Z, Wang A, Cai J, et al. Impact of proteinuria and glomerular filtration rate on risk of ischaemic and intracerebral hemorrhagic stroke: a result from the Kailuan study. Eur J Neurol, 2015, 22(2): 355-360.
[2] Wang D, Zhou Y, Guo Y, et al. Arterial pre-hypertension and hypertension in intracranial versus extracranial cerebrovascular stenosis. Eur J Neurol, 2015, 22(3): 533-539.
[3] 国家卫生和计划生育委员会.中国卫生和计划生育统计年鉴2015.北京:中国协和医科大学出版社.

表3-2-1　2014年中国城乡不同性别人群冠心病死亡率（1/10万）

	城市			农村		
	合计	男性	女性	合计	男性	女性
急性心肌梗死	55.32	60.23	50.26	68.6	74.19	62.76
其他冠心病	52.18	50.59	53.82	36.77	35.93	37.64
冠心病合计	107.5	110.82	104.08	105.37	110.12	100.4

（2）2002～2014年冠心病死亡率变化趋势

2014年冠心病死亡率与2013年相比有所上升，总体亦呈上升态势。2012年开始，农村地区冠心病死亡率急剧上升，到2014年已接近城市地区。图3-2-2。

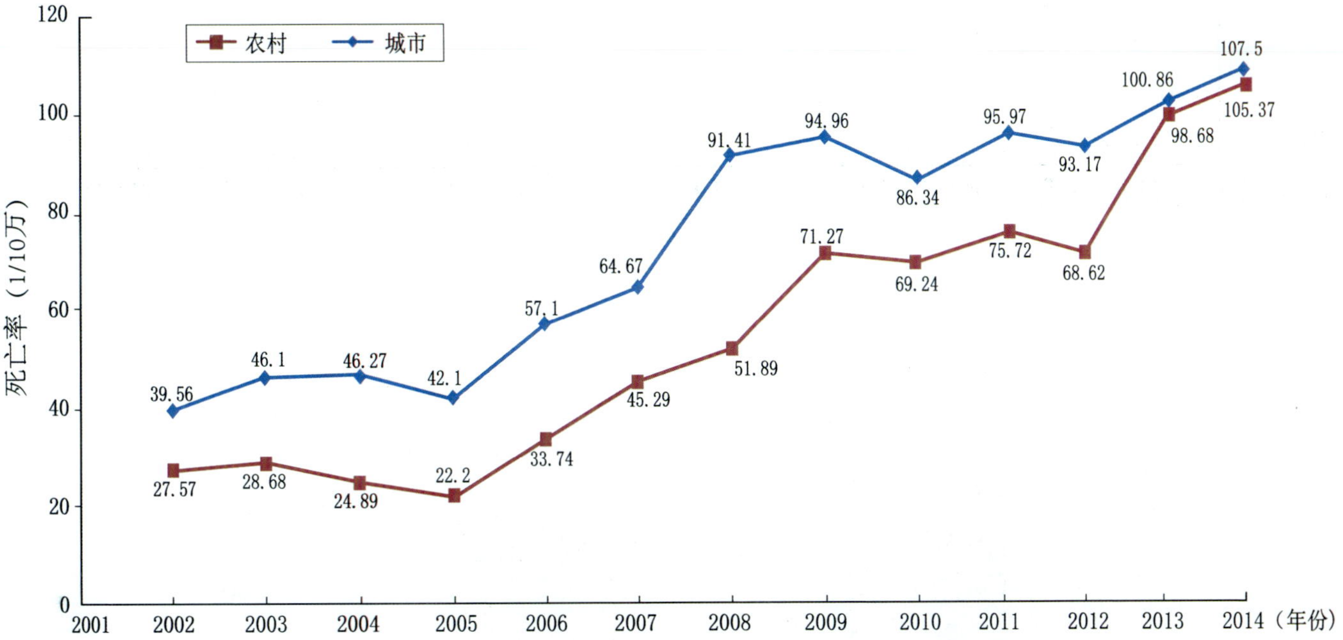

图3-2-2　2002～2014年城乡地区冠心病死亡率变化趋势

（3）2002～2014年AMI死亡率变化趋势

2002～2014年AMI死亡率总体呈上升态势，从2005年开始，AMI死亡率呈现快速上升趋势。农村地区AMI死亡率不仅于2007、2009、2010、2011年数次超过城市地区，而且于2012年开始明显升高，2013、2014年大幅超过城市水平。图3-2-3。

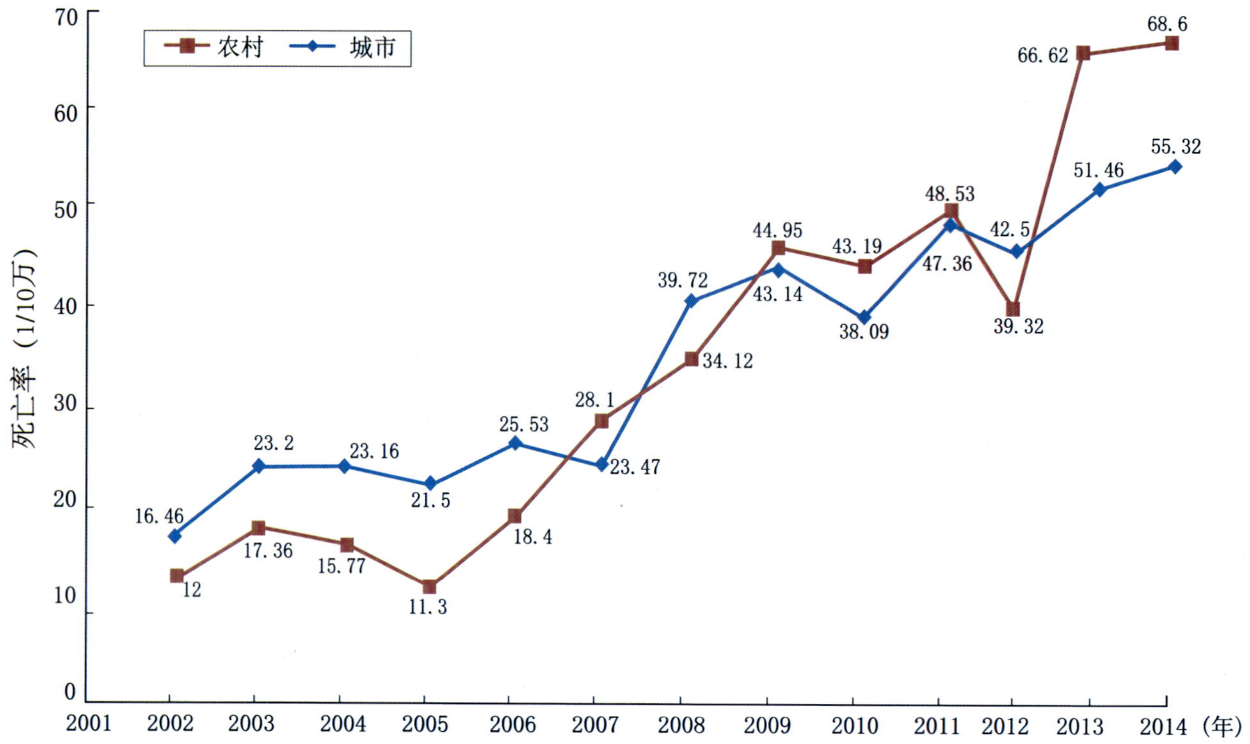

图3-2-3 2002~2014年城乡地区AMI死亡率变化趋势

（4）中国人群2002~2014年急性心肌梗死年龄别死亡率(1/10万)

无论城市、农村的男性或女性，AMI死亡率随年龄的增加而增加，40岁开始显著上升，其递增趋势近似于指数关系。图3-2-4，3-2-5，3-2-6，3-2-7。

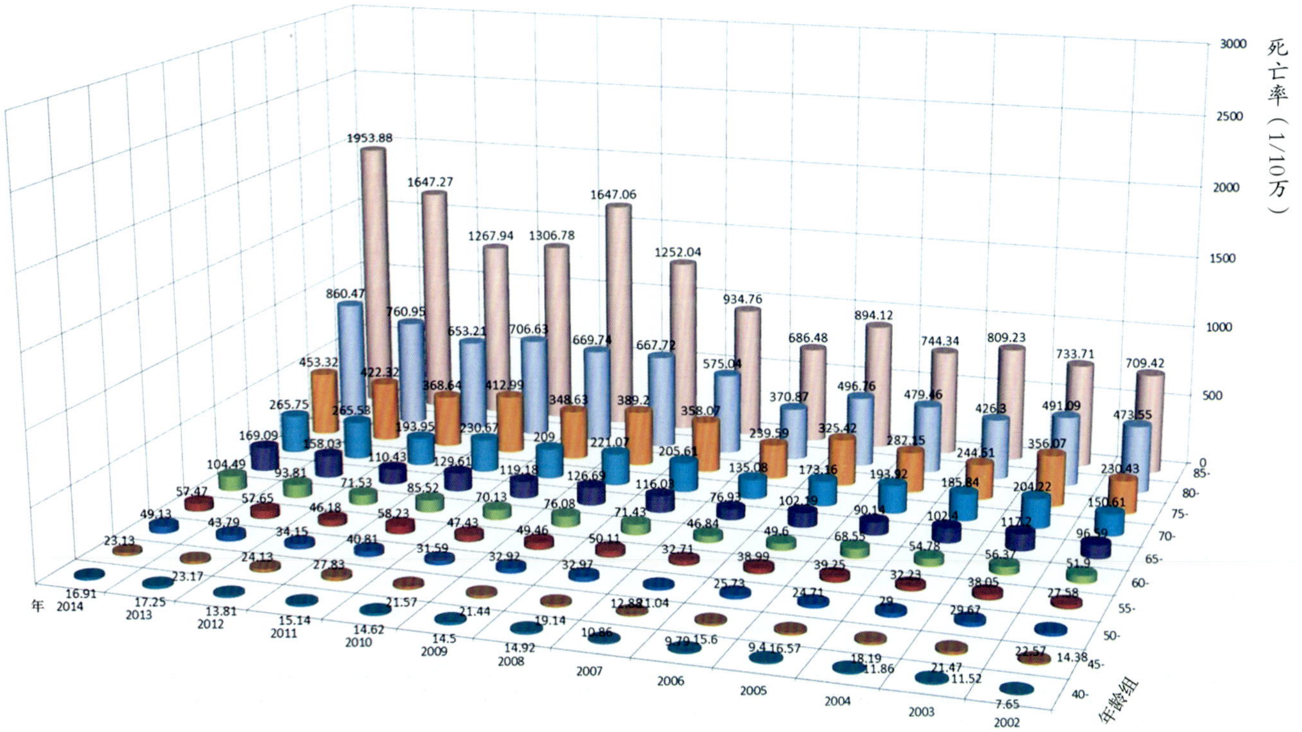

图3-2-4 2002～2014年城市男性各年龄别急性心肌梗死死亡率变化趋势

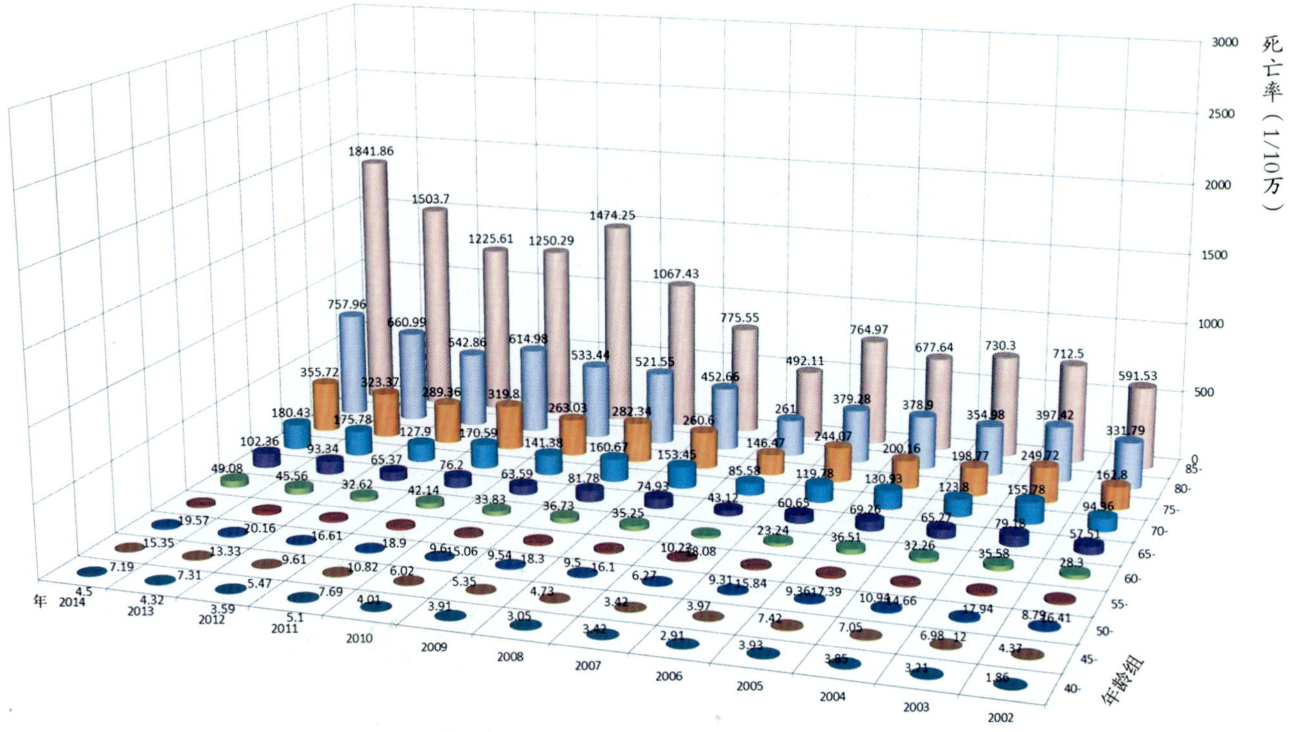

图3-2-5 2002～2014年城市女性各年龄别急性心肌梗死死亡率变化趋势

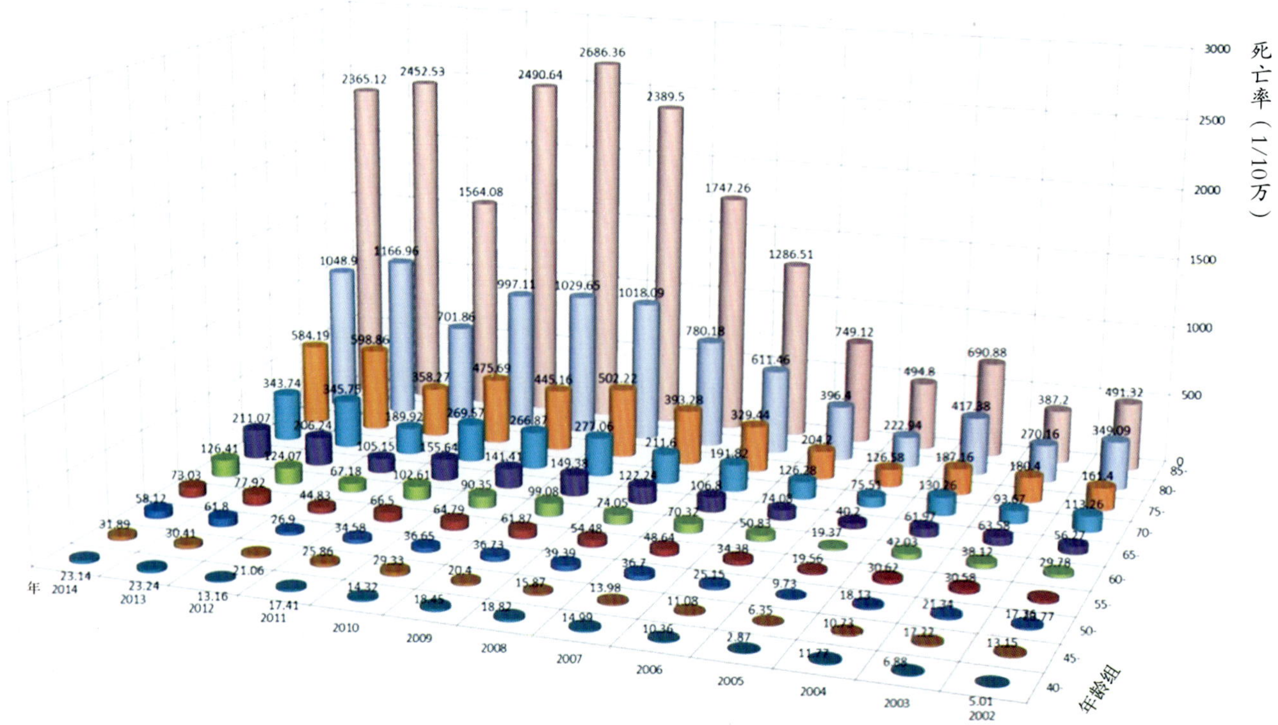

图3-2-6 2002～2014年农村男性各年龄别急性心肌梗死死亡率变化趋势

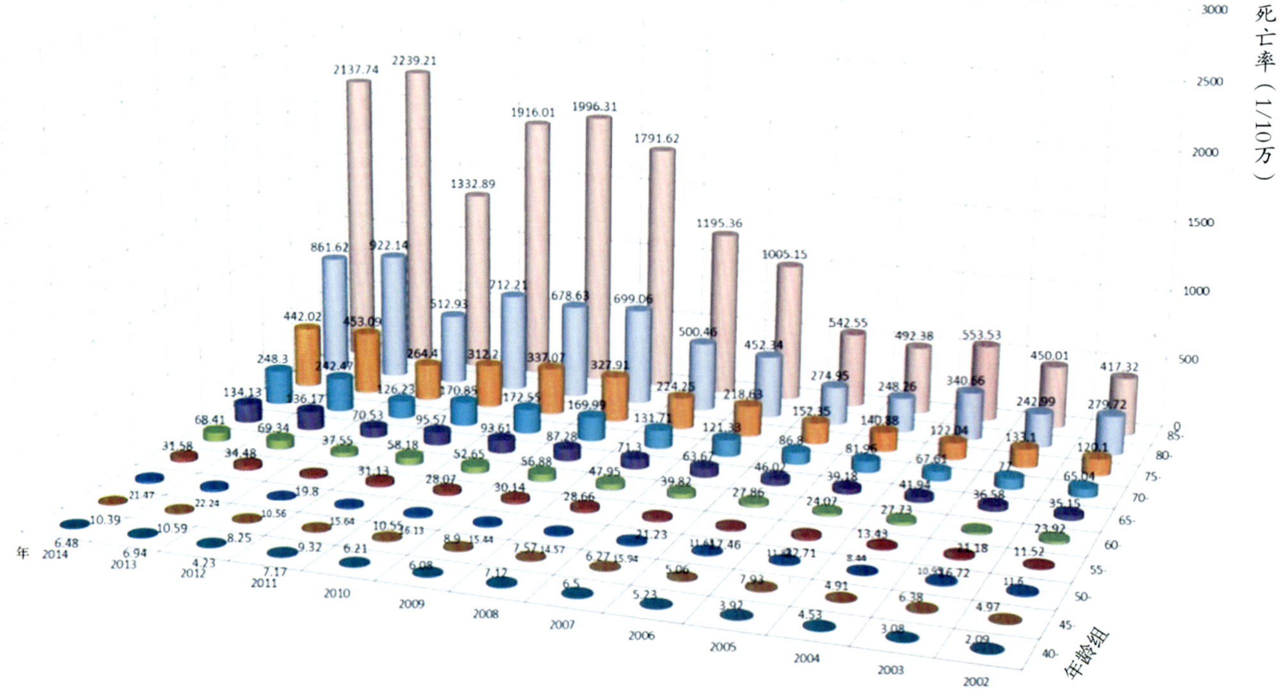

图3-2-7 2002～2014年农村女性各年龄别急性心肌梗死死亡率变化趋势

（5）2012～2014年城市、农村不同性别、年龄组AMI死亡率增幅比较(1/10万)

2012～2014年间，AMI死亡率上升明显，尤其是农村地区，大幅度超过城市地区。从50岁以上年龄组开始，增幅随年龄的增加而增加。农村人群增幅在各年龄组中均超过城市地区，80岁之前农村男性人群增幅最为明显，80岁以后农村女性增幅超过男性。由此推测，80岁以上老年人群AMI死亡率的上升对2012～2104年中国人群AMI大幅上升的贡献较大。图3-2-8。

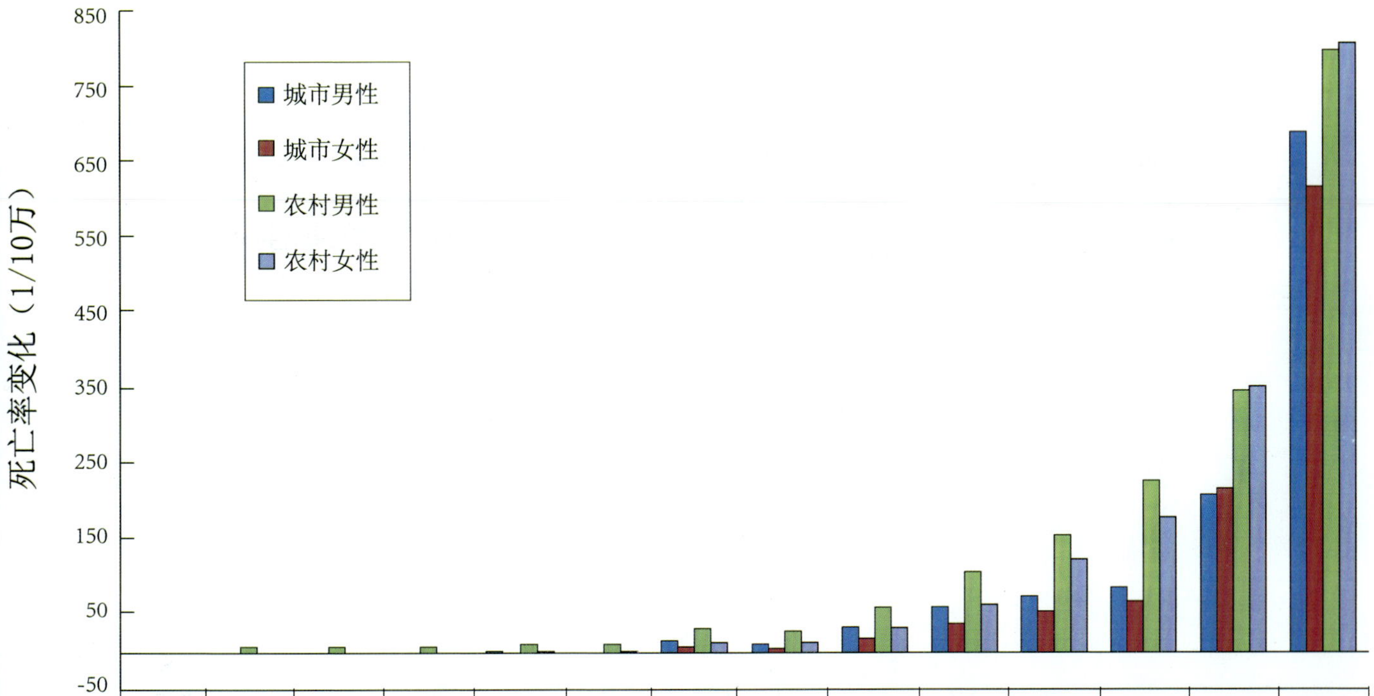

	20-	25-	30-	35-	40-	45-	50-	55-	60-	65-	70-	75-	80-	85-
城市-男性	-0.19	0.77	1.78	1.77	3.1	-1	14.98	11.29	32.96	58.66	71.8	84.68	207.26	685.94
城市-女性	-0.06	-0.05	0.69	-0.16	0.91	1.72	5.74	2.96	16.46	36.99	52.53	66.36	215.1	616.25
农村-男性	-0.09	2.57	4.74	7.25	9.98	10.83	31.22	28.2	59.23	105.92	153.82	225.92	347.04	801.04
农村-女性	0.41	0.53	1.38	1.81	2.25	2.14	10.91	11.78	30.86	63.6	122.07	177.62	348.69	804.85

图3-2-8　2012～2014年城市、农村不同性别、年龄组AMI死亡率增幅比较

3.2.2　中国人群冠心病患病率[1]

2008年中国卫生服务调查研究中第四次家庭健康询问调查的结果显示：城市地区IHD的患病率为15.9‰，农村地区为4.8‰，城乡合计为7.7‰，与2003年第三次调查数据相

[1] 卫生部统计信息中心. 2008中国卫生服务调查研究-第四次家庭健康询问调查分析报告. 2009.

比（城市12.4‰、农村2.0‰、合计4.6‰）有较大幅度升高。

该调查中，患IHD的认定为：通过询问被调查对象在调查前半年内有经医务人员明确诊断的该疾病；或半年前经医生诊断有该疾病，且在调查半年内时有发作，同时采取了治疗措施。本次调查计算患病率的年龄范围为全年龄段，即零岁以上。

以此数据为基础，根据2010年第六次人口普查数据（中国大陆总人口数为1 339 724 852人[1]），2008年中国大陆IHD的患病人数约为10 315 881人。若按照2000年第五次人口普查数据推算（总人口126 583万人）[2]，患病人数约为9 746 891人。

3.2.3 冠心病治疗

3.2.3.1 中国冠状动脉治疗现状

据国家卫生计生委冠心病介入治疗质控中心PCI网络申报数据：中国PCI总例数增加趋势明显，但增幅呈下降趋势，2014年增幅为近五年来最低。图3-2-1。

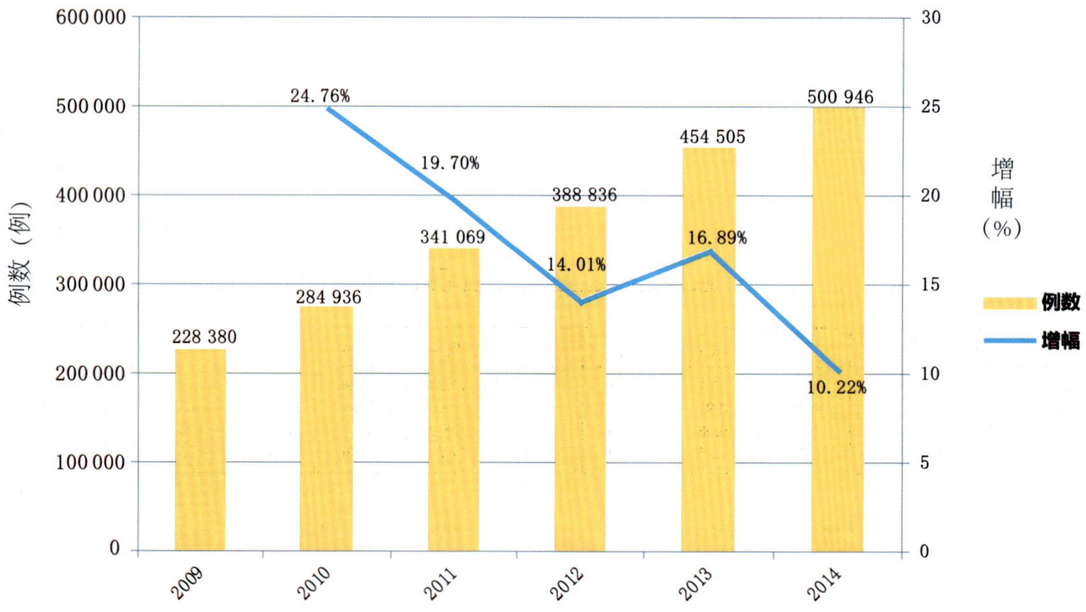

图3-2-1 2009年～2014年中国冠心病介入治疗例数及年度增长率

[1] 中华人民共和国国家统计局. 2010年第六次全国人口普查主要数据公报(第2号). http://www.gov.cn/gzdt/2011-04/29/content_1854891.htm. 2011.

[2] 中华人民共和国国家统计局. 第五次全国人口普查公报（第1号）. http://www.stats.gov.cn/tjsj/tjgb/rkpcgb/qgrkpcgb/200203/t20020331_30314.html. 2001.

国家卫生计生委PCI网络申报系统数据显示：

（1）总体趋势

2014年中国介入治疗病例继续增加，但增长速度较之前明显减慢，指征及器械使用趋向合理。介入治疗的死亡率稳定在较低的水平，且有所降低，STEMI患者急诊PCI的比例有所增加。中国平均每百万人口接受冠心病介入治疗的病例数为376例，较2013年提高了21.47%，但仍存在急性冠脉综合征患者介入治疗不足的现象。

（2）地区差异

2014年中国年PCI例数达1万例以上的省市上升至20个,第一位仍然是北京市（48 314例）。中国PCI手术整体水平仍呈现明显的东西部的地区差异，但较2013年有所改善。

（3）支架选择

平均支架植入数量自2009至2011年呈现平稳上升趋势，2014年中国单个患者平均支架使用为1.49枚，与2013年基本持平，2014年DES（药物洗脱支架）的使用比例达到99.67%。

（4）动脉入路

除需要大管径指引导管提供更好主动支撑的复杂病变外，大部分临床医生对绝大部分冠脉病变PCI手术选择了术后并发症更少的桡动脉入路。

（5）质量评价

PCI手术相关死亡率仍然低于千分之三的水平 。

（6）适应证

进行PCI手术患者的临床诊断中，92%的PCI手术被用于急性冠脉综合症，2014年数据中不稳定型心绞痛患者占59%，与2013年一致。

（7）MI治疗

STEMI的急诊救治不但反应了心血管疾病急救水平，也体现了社会救治体系问题，2014年中国以STEMI为第一诊断入院就诊的患者数为117 039人，而在12小时内得以进行直接PCI治疗的仅为39 191人。2/3的STEMI患者尚不能得到及时的直接PCI治疗，该比例略高于2013年统计数据。

目前，中国PCI网报系统的漏报问题仍然值得关注，病例数过度集中的情况仍然显著，STEMI的介入治疗仍有较大改进空间。

3.2.3.2 冠心病抗栓治疗的优选方案研究-BRIGHT研究[1]

BRIGHT研究是国家“十二五”科技支撑计划项目“冠心病抗栓治疗的优选方案研

[1] Han Y,Guo J,Xu B,et al.Bivalirudin vs Heparin With or Without Tirofiban During Primary Percutaneous Coronary Intervention in Acute Myocardial Infarction The BRIGHT Randomized Clinical Trial. JAMA, 2015;313(13):1336-1346.

究”子项目之一，从2012年8月至2013年6月，共纳入23个省级行政区82家中心的2 194例AMI患者。主要研究终点为术后30天净不良临床事件（NACE）发生率，包括全因死亡、再梗死、急诊靶血管重建、卒中和任何出血。入选患者在行PCI前随机分为3组：围术期单独应用比伐芦定，以0.75mg/kg一次性静注，其后以1.75mg/（kg·h）维持，直到手术结束后至少30分钟，但短于术后4小时；围术期单独应用普通肝素；联用普通肝素和替罗非班。结果显示，比伐芦定组在NACE方面显著优于其他两组（比伐芦定组、肝素组、肝素联合替罗非班组分别为8.8%、13.2%、17.0%, P<0.001）。图3-2-2。3组30天严重不良心脑血管事件（MACCE）发生率无显著差异（分别为5.0%、5.8%、4.9%, P=0.74）。与单独应用肝素、肝素联合替罗非班相比，单独应用比伐芦定患者整体出血事件分别减少46%和66%。3组间术后急性支架内血栓（<24h）和亚急性血栓（1～30d）发生率无差异，1年血栓发生率亦无明显差异。

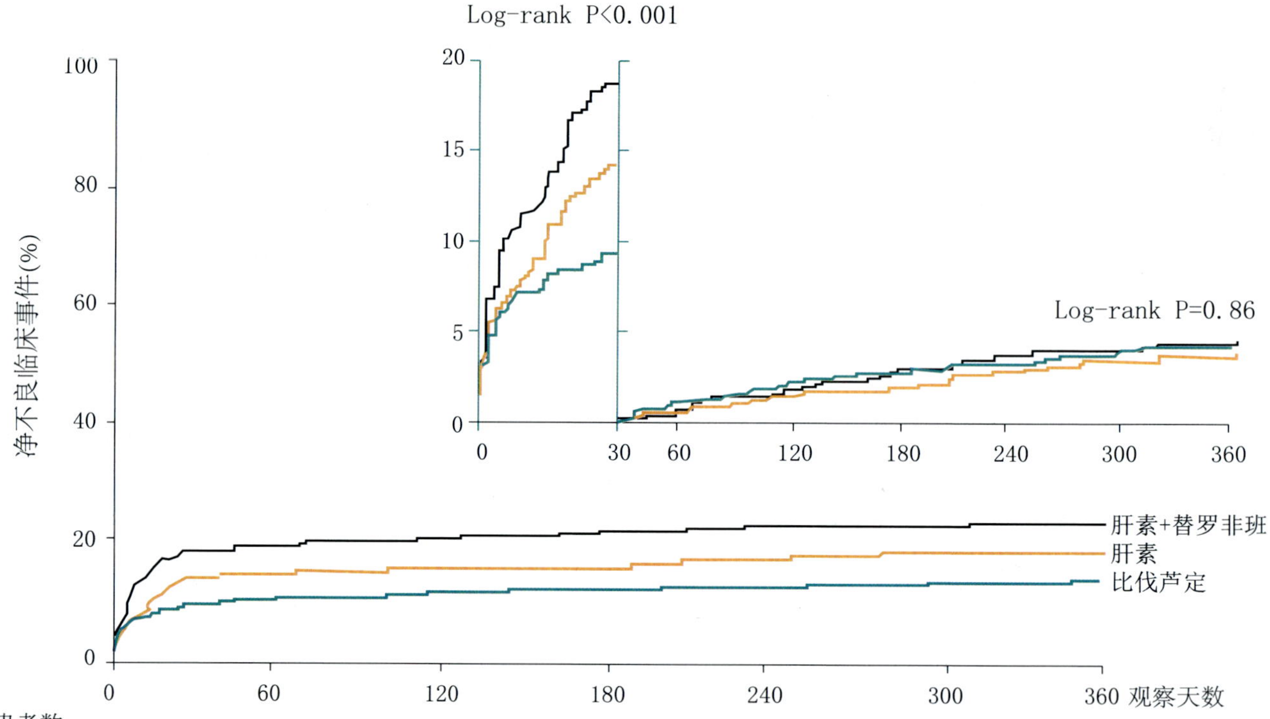

观察患者数

肝素+替罗非班	735	656	650	646	641	636	634
肝素	729	625	619	616	611	607	605
比伐芦定	730	600	592	585	580	579	576

图3-2-2 随机化后三组净不良临床事件发生率

研究充分反映了中国AMI治疗和急诊PCI临床实践的特点：桡动脉穿刺入路应用比例接近80%；血栓抽吸接近26%；接受急诊PCI治疗患者接近97%；其中置入药物洗脱支架者超过99%。与肝素或肝素联合替罗非班相比，PCI术中和术后持续静滴3～4小时比伐芦定减少了出血事件，对缺血事件无影响，克服了既往研究中支架内血栓增加的问题，为个体化抗栓积累了“中国证据”。

3.2.3.3　中国急性心肌梗死注册登记[1,2,3]

“十二五”国家科技支撑计划“心血管疾病关键治疗技术临床多中心研究信息平台—中国急性心肌梗死注册登记(CAMI)”，以网络直报方式采集中国31个省三层级共107家医院AMI患者,对发病、诊治、预后的临床信息进行非干预性、多中心、前瞻性注册登记。

于2013年1月开始登记至2014年9月，对各医院就诊的所有发病后7天内的AMI患者（包括STEMI和NSTEMI）共计2万余名进行了2年随访。结果显示：

(1)AMI患者的心血管病危险因素中，吸烟，超重/肥胖和高血压位居前三，其次为糖尿病和血脂代谢异常。九成患者至少伴有高血压、吸烟、糖尿病、超重/肥胖以及高血脂等危险因素中的一种，35%的患者伴有≥3种危险因素。相对老年患者，年轻患者中男性、吸烟、高血脂、冠心病家族史更为多见。与男性患者相比，女性患者年龄较高，合并高血压和糖尿病的患者更多，更缺乏运动。而男性患者中正在吸烟/有吸烟史和有血脂代谢异常病史的患者显著多于女性，不同年龄段表现不尽相同。表3-2-1。

表3-2-1　AMI患者危险因素的年龄差异分析（例,%）

	合计（n=15 998）	≤55岁（n=4 458）	>55岁（n=11 540）	P值
年龄（岁）	61.8±15.0	43.8±13.2	68.7±8.6	<0.0001
男性	11 837(74)	3 961(88.9)	7 876(68.2)	<0.0001
体重指数（kg/m^2）	24.6±12.2	25.2±8.4	24.4±13.3	=0.0001
合并高血压	8 196（51.2）	1 813（40.7）	6 383（55.3）	<0.0001
合并血脂代谢异常	1 236（7.7）	448（10.0）	788（6.8）	<0.0001

[1] Xu H, Li W,Yang J,et al.The China Acute Myocardial Infarction (CAMI) Registry: A National Long-term registry-Research-Education Integrated Platform for Exploring Acute Myocardial Infarction in China, American Heart Journal,2015, doi: 10.1016/j.ahj.2015.04.014.

[2] 伏蕊，杨跃进，许海燕等.中国不同性别急性心肌梗死患者临床症状及诱发因素的差异分析.中国循环杂志，2014.29（12）:964-967.

[3] 高晓津，杨进刚，杨跃进等，中国急性心肌梗死患者的心血管危险因素分析.中国循环杂志,2015 .30（3）：206-210.

表3-2-1 AMI患者危险因素的年龄差异分析（例,%） （续表）

	合计（n=15 998）	≤55岁（n=4 458）	>55岁（n=11 540）	P值
合并糖尿病	3 116（19.5）	679（15.2）	2 437（21.1）	<0.0001
吸烟	8 695（54.4）	3 126（70.1）	5 569（48.3）	<0.0001
早发冠心病家族史	575（3.6）	293（6.6）	282（2.4）	<0.0001
缺乏运动	12 731（79.6）	3 456（77.5）	9 275（80.4）	<0.0001
肥腻饮食	12 186（76.2）	3 720（83.4）	8 466（73.4）	<0.0001

AMI发生时，中国六成患者表现为前胸部剧痛、大汗淋漓，其次是胸闷、心梗引起的身体其他部位的放射痛。持续性胸痛及大汗是最常见的临床症状。与女性相比，男性患者存在明确的MI诱因的比例更大，体力应激和近期过度/不良生活方式更常见。表3-2-2。

表3-2-2 AMI诱发因素对比分析（例，%）

诱发因素	男性（n=2297）	女性（n=582）	P值
体力应激	1 136（49.5）	259（44.5）	0.0325
近期过度/不良生活方式	353（15.4）	51（8.8）	<0.0001
精神应激	222（9.7）	82（14.1）	0.0027
天气及环境骤变	109（4.7）	48（8.2）	0.0016
疾病/手术/创伤	65（2.8）	46（7.9）	<0.0001

接受急诊再灌注治疗的STEMI 中，从入院到接受急诊再灌注治疗的时间存在很大的差异。入院到接受急诊PCI 治疗的中位时间为165分钟，从入院到溶栓时间为130分钟。三个级别医院的患者存在明显的差别：到省级医院就诊的患者有36.1%为转诊，而县医院仅有4.2% 为转诊。患者普遍就诊较晚，医院需要在心梗急性期尽早进行再灌注治疗。

3.2.3.4 不同时期中国非ST段抬高型急性冠状动脉综合征患者临床特征与预后[1]

研究共入选1 473例NSTE-ACS患者，749例来自1999年4月至2000年12月中国38个中心开展的评估缺血综合征策略登记研究(OASIS组)；另724例者来自2007年4月至2008年6月中国24个中心对比NSTE-ACS治疗的国际随机研究(TIMACS组)。随访时间为入选之日起

[1] 白莹,梁岩,谭慧琼等.不同时期中国非ST段抬高型急性冠状动脉综合征患者临床特征与预后，中华心血管病杂志, 2014. 42（8）：655-660.

180天。结果显示与OASIS组比较，TIMACS组有冠心病和心肌梗死史者所占比例较低。住院期间TIMACS组PCI治疗比例较高（74.9% vs 49.3%，P<0.001）。住院期间、出院带药和180天随访时TIMACS研究在冠心病二级预防药物应用比例及患者的依从性明显高于OASIS组（P均<0.05）。180天随访时TIMACS组联合终点事件发生率明显低于OASIS组（13.3% vs 25.2%，P<0.001），顽固性心绞痛（5.2% vs 22.6%，P<0.001）明显减少。应用Cox回归模型对基线水平和住院期间相关治疗进行校正后，TIMACS组发生联合终点事件(HR 0.39，95%CI 0.29～0.53)和顽固性心绞痛或心绞痛再入院事件（HR 0.17，95%CI 0.11～0.25）的风险降低。提示TIMACS研究的患者在PCI治疗、冠心病二级预防等方面优于OASIS研究，180天随访的联合终点事件发生明显少于后者。随着国内外指南的更新和临床诊治水平的提高，中国在NSTE-ACS治疗方面有明显的进步。

3.2.3.5 ABSORB China研究[1]

ABSORB China研究采用与金属药物洗脱支架Xience CoCr-EES（钴铬合金依维莫司洗脱支架）相比较，评价依维莫司洗脱生物可吸收支架Absorb BVS治疗冠脉狭窄病变的造影有效性及临床安全性和有效性的非劣效性研究，主要终点为一年血管造影病变节段内晚期管腔丢失（LL）。

研究入选中国24家中心的480例患者，1∶1随机分配接受BVS或CoCr-EES。随访一年时，主要终点病变节段内晚期管腔丢失BVS组为0.19±0.38mm（n＝200），CoCr-EES组为0.13±0.38mm（n=195），BVS达到了非劣效性终点（P非劣效＝0.01）。两组患者随访一年的靶病变失败率（TLF，由心源性死亡、靶血管心肌梗死或缺血驱动的靶病变血运重建组成）相似，BVS组和CoCr-EES组分别为3.4% vs 4.2%（P＝0.62）；两组明确或可能的支架血栓发生率也相似（0.4% vs 0.0% P＝1.0），表明BVS在主要终点方面不劣于CoCr-EES，二者一年临床安全性和有效性相当。

[1] Gao R,Yang Y,Han Y,et al.Bioresorbable Vascular Scaffolds Versus Metallic Stents in Patients with Coronary Artery Disease: ABSORB China trial. J Am Coll Cardiol,2015,66 (21):2298-2309.

3.3 心律失常

3.3.1 起搏器、心脏转复律除颤器（ICD）及心脏再同步化治疗（CRT）

中国于1962年在上海首次应用人工心脏起搏器[1]。此后，起搏器植入量逐年增加[2,3,4,5]，生理性起搏器比例逐年提高。根据国家卫计委网上注册系统的资料统计（2015年3月中国心血管病介入大会报告，部队医院未包括），2014年植入起搏器53 382例，比2013年增长3.2%（图3-3-1）；起搏器适应证中病态窦房结综合征的比例51.1%，房室传导阻滞的比例39.8%（图3-3-2）；双腔起搏器占比近67%；其中有2 918例为具有家庭监测功能的起搏器。2009年3月1日至2010年12月30日，国内关于家庭监测功能起搏器的多中心注册研究入选了97家医院628例患者，随访6个月发现22.9%的患者发生至少一次的房颤事件，第一次房颤事件多在起搏器植入2个月时发生，经药物治疗后，6个月随访时房颤事件从最初的12%降至2.5%，房颤负荷明显减少。可见家庭监测起搏器有助于房颤（尤其是无症状房颤）的早期诊断，给病人带来临床长远益处[6]。

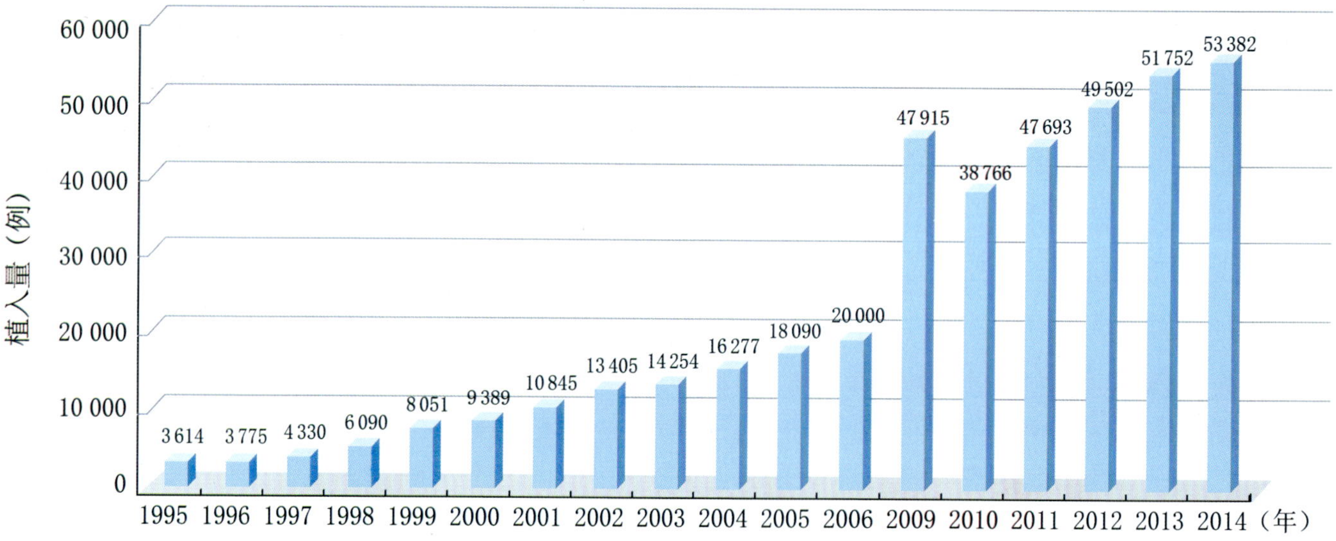

图3–3–1　中国起搏器年植入量

[1] 霍鉴锵,方作平,王慰年等.两种自制心电起搏器的实验研究和初步临床应用.中华医学杂志,1964,50:219-224.
[2] 王方正，华伟，张澍等.全国心脏起搏器1998和1999年临床应用调查.中华心律失常学杂志, 2001,5:229-230.
[3] 王方正，华伟，张澍等.全国心脏起搏器2000-2001年临床应用调查.中华心律失常学杂志, 2003,7:189-191.
[4] 王方正，张澍，华伟等.全国心脏起搏器临床应用调查(2002~2005年).中华心律失常学杂志, 2006,10:475-478.
[5] Chen YH, Chen H, Wu Y, et al.Cardiac electrophysiology in China. Heart Rhythm, 2007,4(6):862.
[6] Keping Chen, Dai Yan, Hua Wei et al. Reduction of atrial fibrillation in remotely monitored pacemaker patients: results from a Chinese multicentre registry. Chin Med J,2013,126 (22): 4216-4221.

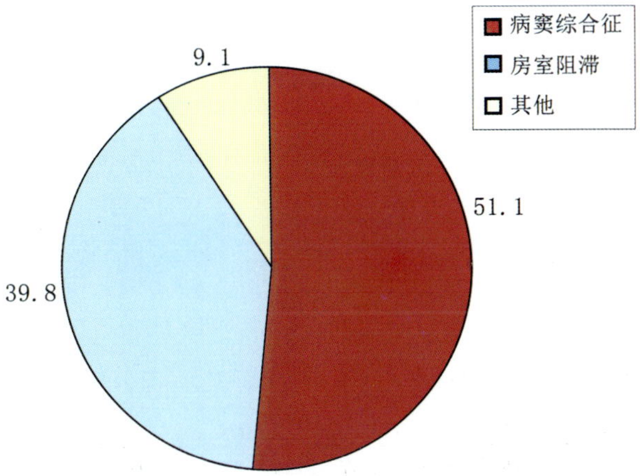

图3-3-2 2014年中国起搏器植入适应证（%）

1996年中国植入第一台经静脉ICD。早期对国内31家医院2年间植入ICD的患者的适应证分析显示，其中85.2%的患者符合2002年ACC / AHA / NASPE指南的ICD植入二级预防I类适应证，仅10.6%符合一级预防Ⅱa类适应证[1]。但国内ICD植入明显不足，有研究显示，497例符合ICD植入I类适应证的患者中，只有22.5%的患者植入ICD，77.5%的患者因各种原因拒绝植入ICD。随访11±3月发现ICD治疗组死亡率仅有1.8%；非ICD治疗组总死亡率9.4%，心脏性猝死发生率6.7%，明显高于ICD组[2]。根据国家卫计委网上注册系统的资料统计，近年来ICD植入量呈持续增长的趋势（图3-3-3），但ICD植入年增长率逐渐下降，2012、2013、2014年增长率分别为23.5%、15.2%和2.9%，提示中国ICD植入到了一个平台阶段。2014年植入单腔ICD占67.1%，双腔ICD占32.9%；ICD用于二级预防占52.1%，一级预防占47.9%，一级预防的比例较2012年的42.7%和2013年的45%稳中有升，表明中国医师对ICD植入一级预防心脏性猝死的认识有所提高。

[1] 华伟，张澍，牛红霞等. 植入型心律转复除颤器在心脏性猝死一级和二级预防中的应用—全国31家医院植入型心律转复除颤器植入适应证分析.中华心律失常学杂志, 2010,14:9-11.

[2] Hua W, Niu H, Fan X,et al. Preventive effectiveness of implantable cardioverter defibrillator in reducing sudden cardiac death in the Chinese population: a multicenter trial of ICD therapy versus non-ICD therapy. J Cardiovasc Electrophysiol, 2012,23(Suppl 1): S5-9.

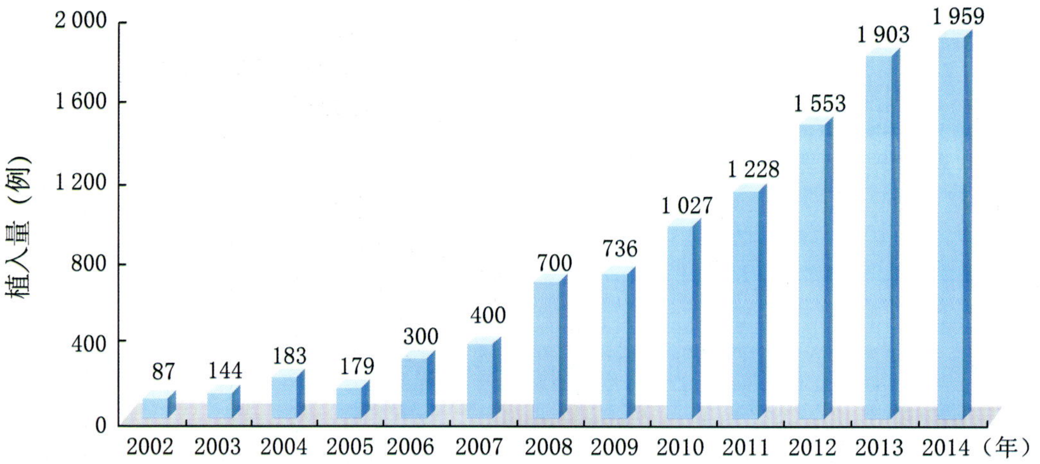

图3—3—3 中国ICD年植入量

1999年中国开始使用双心室起搏治疗心力衰竭。2002~2007年，CRT植入量每年平均增长30%以上。根据卫计委网上注册资料（部队医院除外）统计，2011年和2012年中国CRT年植入量分别比前一年增长19.3%和17.8 %。2013年与2012年基本持平，2014年较2013年增长8.2%（图3-3-4）。2014年接受CRT治疗的病例中CRT-D约占55%，CRT-P占45%。CRT适应证仍然以非缺血性心肌病为主，缺血性心肌病的比例在2013年为25.3%，2014年为26.5%。选择接受CRT治疗的指征较前控制更为严格，其中左束支阻滞患者占76.3%（1 814例），不典型室内阻滞456例，右束支阻滞患者只有109例。CRT的家庭远程监测功能也越来越受到重视。阜外医院牵头的多中心研究总结分析了全国97家医院植入的具有家庭监测功能的CRT患者73例，随访6个月发现92.7%的患者可见异常报警事件，包括85%的疾病相关事件(包括房性心律失常事件、室性心律失常事件、CRT双心室起搏频率过低等)和15%的系统相关事件(包括导线阻抗异常,感知功能异常)。家庭监测发现异常事件的时间均早于3个月和6个月门诊随访时发现相应事件的时间，且6个月时发生的疾病相关事件数明显低于3个月，提示对于心力衰竭植入CRT的患者，远程家庭监测安全可靠，可给患者带来临床长远益处[1,2]。在CRT适应证选择上应更严格挑选完全性左束支阻滞的心力衰竭患者，且高BMI患者能从CRT治疗中获益更多[3]。

[1] Keping Chen, Dai Yan, Hua Wei et al. Reduction of atrial fibrillation in remotely monitored pacemaker patients: results from a Chinese multicentre registry. Chin Med J,2013,126 (22): 4216-4221.

[2] 陈柯萍, 华伟, 戴研等.家庭监测系统在心脏再同步治疗患者中的多中心注册研究. 中华心律失常学杂志,2013, 17(1): 46-49.

[3] Cai C, Hua W, Ding LG, et al. Association of body mass index with cardiac reverse remodeling and long-term outcome in advanced heart failure patients with cardiac resynchronization therapy. Circ J,2014,78(12):2899-2907.

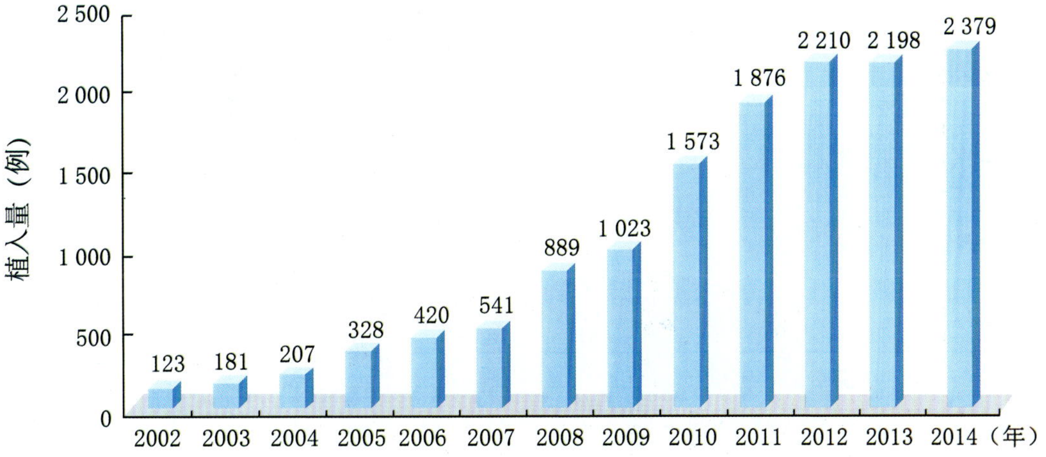

图3—3—4 中国CRT年植入量

3.3.2 导管消融

中国最早于1991年报告临床应用射频消融术（RFCA）[1,2]。目前RFCA做为根治预激综合征和室上性心动过速的成熟技术已经在中国600余家医院广泛应用。卫计委网上注册系统的资料显示，2010～2013年，射频消融手术持续迅猛增长（图3-3-5），年增长率在13.5%～17.5%。心房颤动RFCA手术比例逐年增加，2012、2013、2014年房颤RFCA占总RFCA手术的比例分别为16.6%、17.7%和19.7%。

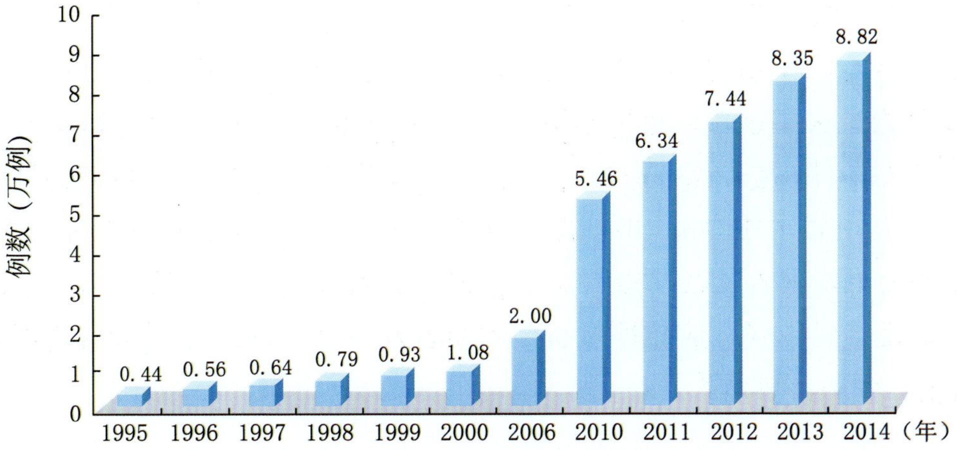

图3—3—5 中国年射频消融例数

[1] 李庚山,高荟瑗,许家琍等.经导管射频消融治疗预激综合征方法学初探.起搏与心脏, 1991,5:57-59.
[2] 胡大一, 陈新, 马长生, 等. 2000年全国射频导管消融治疗快速心律失常资料总汇. 中华心律失常学杂志, 2002,6:124-127.

2014年RFCA病种分类情况：房室结折返性室上性心动过速（AVNRT）占30.7%；房室折返性室上性心动过速（AVRT）占24.6%，总的阵发性室上速消融比例占55.3%，较2013年的56.8%的比例略有下降；房扑3.6%，房颤19.7%，室性早搏9.9%，室速3.1%，房速和房性早搏共占3.4%。图3-3-6。

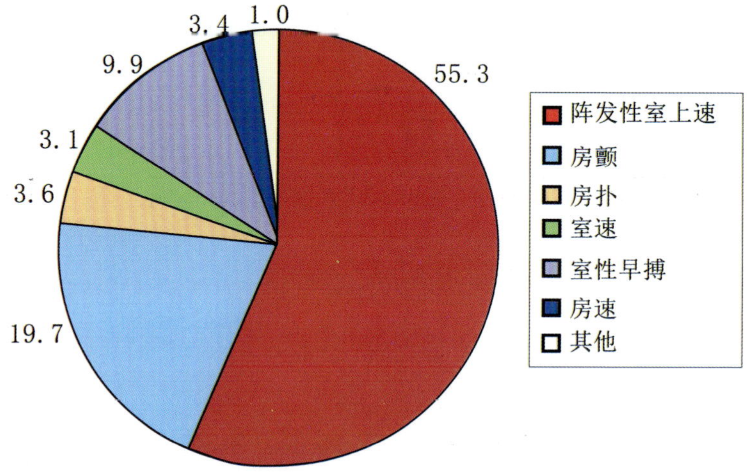

图3-3-6 2014年中国行射频消融病种分类（%）

3.3.3 心房颤动

早期的房颤调查显示，中国35岁以上人群房颤患病率男性为0.74%，女性为0.72%。所有房颤患者中，初次诊断房颤30.9%，阵发性房颤33.0%，持续性房颤7.2%，永久性房颤28.9%[1]。2004年在中国10个不同地区（4个城镇和6个农村地区）的调查显示，35～59岁人群房颤患病率为0.42%，60岁以上人群为1.83%，年龄性别校正后患病率为0.77%（男性0.78%，女性0.76%）。男性中19%和女性中30.9%的房颤患者有心脏瓣膜病变。校正年龄性别后发现心肌梗死病史、左心室肥厚、肥胖、饮酒是房颤的危险因素[2]。近期有研究调查了3 922例60岁以上人群，基线调查显示房颤患病率男性为2.0%，女性为1.6%，平均随访3年，房颤发生率为4.0/1 000人年。其中只有1%的房颤患者接受华法林抗凝治疗，房颤患者与窦律患者比较全因死亡（HR1.87，95%CI 1.09～3.20）、心血管死亡（HR3.78，95 % CI

[1] Zhang S. Atrial fibrillation in mainland China: epidemiology and current management. Heart,2009,95(13):1052-1055.

[2] Li Y, WU YF, Chen KP, et al. Prevalence of atrial fibrillation in China and its risk factors. Biomed Environ Sci, 2013, 26(9):709-716.

2.17～6.58）和脑中风死亡（HR6.31，95 % CI 2.81～14.19）风险显著增加[1]。

阜外医院牵头的一项前瞻性观察性研究[2]入选了中国20个急诊中心就诊的2 016例房颤患者（54.8%为女性），基线资料分析显示：30.7%为阵发性房颤，22.4%为持续性房颤，46.9%为永久性房颤。多因素分析显示[3]，女性、年龄≥75岁、有脑卒中/短暂性脑缺血发作病史、左室功能不全和大出血病史是脑卒中的独立危险因素。最常见的伴随疾病是高血压（55.5%），冠心病（41.8%），心力衰竭（37.4%）。总体上只有16.2%的患者接受一个以上的抗栓药物治疗，68.4%的患者接受心室率控制药物治疗。瓣膜性房颤患者中，41.4%口服抗凝药治疗，只有26.4%的患者INR达标（2.0～3.0）。该研究还发现[4]，低BMI房颤患者1年随访全因死亡率最高，而超重或肥胖与正常BMI和低体重房颤患者比较存活率更高，临床事件危险性更低。该人群中[5]的老年患者（≥65岁）分析显示，年龄≥75岁房颤患者更多合并冠心病、高血压、脑中风病史、认知障碍和慢性阻塞性肺病（COPD），CHADS2评分更高但接受抗凝治疗较少，1年随访发生死亡和不良事件的危险增加2倍以上。房颤合并COPD显著增加房颤患者1年随访全因死亡和心血管死亡的危险，是临床不良事件的独立危险因素[6]。

关于房颤抗凝治疗，中国的非瓣膜性心房颤动抗凝研究[7]入选了988例有血栓栓塞危险的房颤患者，比较了华法林标准抗凝强度治疗组：INR 2.1～2.5；华法林低抗凝强度治疗组：INR 1.6～2.0；和阿斯匹林（200mg/日）组的血栓栓塞风险。平均随访15个月，血栓栓塞的年发生率分别为2.3％、2.6％和6.4％，严重出血的发生率分别为2.9％、2.8％和1.0％，提示华法林标准强度抗凝治疗与低强度抗凝治疗的有效性和安全性没有统计学差异。2011年中华医学会老年医学专业委员会制定了中国首个《老年人心房颤动诊治中国专家建议》[8]，在卒

[1] Li LH, Sheng CS, Hu BC,et al. The prevalence, incidence, management and risks of atrial fibrillation in an elderly Chinese population: a prospective study. BMC CardiovascDisord,2015,15(1):31.

[2] Zhang H, Yang Y, Zhu J, et al. Baseline characteristics and management of patients with atrial fibrillation/flutter in the emergency department: results of a prospective, multicenter registry in China.Intern Med J,2014, 44(8): 742-748.

[3] Yang YM, Shao XH, Zhu J, et al. Risk factors and incidence of stroke and MACE in Chinese atrial fibrillation patients presenting to emergency departments: A national wide database analysis. Int J Cardiol,2014,173(2):242-247.

[4] Wang J,Yang YM,Zhu J, et al. Overweight is associated with improved survival and outcomes in patients with atrial fibrillation. Clin Res Cardiol,2014,103(7):533-542.

[5] Shao XH, Yang YM, Zhu J, et al. Comparison of the clinical features and outcomes in two age-groups of elderly patients with atrial fibrillation.ClinInterv Aging,2014,9:1335-1342.

[6] Huang B,YangY,ZhuJ,et al.Clinical characteristics and prognostic significance of chronic obstructive pulmonary disease in patients with atrial fibrillation: results from a multicenter atrial fibrillation registry study. J Am Med Dir Assoc, 2014,15(8):576-581.

[7] Chen KP, Huang CX, Huang DJ, et al. Anticoagulation therapy in Chinese patients with non-valvular atrial fibrillation: a prospective, multi-center, randomized, controlled study Chin Med J (Engl), 2012,125(24):4355-4360.

[8] 《老年人心房颤动诊治中国专家建议》写作组.《老年人心房颤动诊治中国专家建议》.中华老年医学杂志,2011, 30: 894-908.

中风险评估、心室率与节律控制药物治疗和抗栓治疗方面体现了老年患者的特点。

新型口服抗凝药物（NOAC）克服了华法林的局限性，无需常规监测凝血功能。目前中国已经应用于临床的NOAC包括直接凝血酶抑制剂达比加群酯（dabigatran）和直接X_a因子抑制剂利伐沙班（rivaroxaban）。NOAC在非瓣膜性房颤患者中预防脑卒中和体循环血栓发生的有效性以及降低大出血和颅内出血事件的安全性已经有大规模临床试验证实[1,2]。中国有小样本研究观察了达比加群酯在临床实践中对非瓣膜性房颤抗凝治疗的有效性和安全性，随访期间发现左房血栓形成和脑卒中发生率达比加群组明显低于华法林治疗组，而出血事件发生率两组间无差异[3]。中国多个中心观察了达比加群酯在房颤消融围术期[4]及消融术后[5]抗凝治疗的有效性和安全性，与华法林对比，严重出血和轻度出血事件在两组间均无明显差异。术后应用达比加群不仅安全有效，还可明显降低住院天数。

房颤导管消融开展情况：一项包括40家医院的注册资料[6]分析表明，1998～2007年中国经导管消融治疗房颤的患者数快速增加，经导管消融治疗房颤的主要术式是环肺静脉消融术和节段性肺静脉消融术，消融总成功率为77.1％，复发率为22.9％，并发症发生率为5.3％。自2008年建立的全国房颤注册研究网络平台数据显示，房颤射频消融的手术例数稳定增长。目前房颤导管消融仍以环肺静脉电隔离为主，占总体消融量的65.1%，环肺静脉消融加心房碎裂电位消融和步进式消融的比例分别为11.3%和13.6%[7]。近年冷冻球囊消融进行肺静脉隔离术开始在中国应用，初步的临床观察[8]发现，阵发性房颤应用冷冻球囊消融治疗，术后6个月随访时，86.0％的患者维持窦性心律，且并发症发生率较低，但其远期疗效尚有待进一步观察。中国于2013年开展了左心耳封堵术的初步应用[9]，主要针对禁忌应用抗凝药物或出血风险较高的房颤栓塞高危患者，目前尚未广泛开展。

[1] Patel MR, Mahaffey KW, Gary J,et al.Rivaroxaban versus Warfarin in Nonvalvular Atrial Fibrillation. N Engl J Med. 2011,365:883–891.

[2] Granger CB, Alexander JH, McMurray JJV, et al. Apixaban versus Warfarin in Patients with Atrial Fibrillation. N Engl J Med,2011,365:981–992.

[3] 杨国康,谢彬.达比加群对非瓣膜性心房颤动患者抗凝的临床观察.中国心脏起搏与心电生理杂志,2014, 28(06): 550.

[4] 潘文麒，胡文瑛，林长坚等.达比加群酯在心房颤动消融围术期的应用.中华心律失常学杂志,2015,19(2):104-107.

[5] 王璇，王祖禄，杨桂棠等. 达比加群酯用于心房颤动射频导管消融术后抗凝治疗有效性及安全性研究. 中华心律失常学杂志,2015,19(2):99-103.

[6] 曹克将，陈新. 心房颤动导管消融的现状和前景. 中华心律失常学杂志, 2009,13:167-169.

[7] 黄从新，张澍，马长生等.中国经导管消融治疗心房颤动注册研究-2008.中华心律失常学杂志, 2011, 4：247-251.

[8] 凌天佑，潘文麒，金奇等.冷冻球囊消融治疗阵发性心房颤动的临床应用及安全性. 中华心律失常学杂志,2015,19(2):115-117.

[9] 姚焰, 吴灵敏, 侯炳波, 等.经皮左心耳封堵术在心房颤动脑卒中高危患者应用初步经验三例.中华心律失常学杂志,2013, 17(2):154-155.

3.3.4　心脏性猝死

2005年7月至2006年6月对678 718人群随访1年[1]，共2 983例死亡，其中心脏性猝死（SCD）284例（9.5%），SCD发生率为41.8/10万，男性高于女性（44.6/10万vs 39.0/10万），大多数死亡发生在65岁以上。估计中国每年发生SCD 54.4万例[2]。

2005年1月至2006年12月对国内31家医院入选的497例符合ICD植入I类适应证的患者进行的随访分析发现，随访3个月、6个月和12个月，SCD的发生率分别为5%，7%和8%[3]。阜外医院进行的一项前瞻性观察性研究[4]，从2004～2009年连续入选了1 018例心肌梗死患者，至少40天后心功能II /III级，左室射血分数≤35%，且在告知SCD风险后拒绝植入ICD治疗，平均随访2.8年，SCD发生率5%（年发生率1.8%），全因死亡发生率7.4%。SCD的独立预测因素包括年龄(HR 1.05, 95% CI 1.02～1.09)，EF ≤25% (HR 1.82, 95% CI 1.04～3.21)，和非血运重建治疗 (HR 3.97, 95% CI 2.15～7.31)。

3.3.5　心律失常领域新技术

植入型心脏起搏器目前是缓慢性心律失常的一线治疗手段,但因有导线移位、断裂、血栓形成以及起搏器皮下囊袋感染等风险，近年来无导线起搏器成为研究热点。2015年2月10日，国家心血管病中心阜外医院心律失常中心完成了国内首例无导线起搏器植入[5]，开启了中国无导线起搏器治疗缓慢性心律失常的新时代。心脏收缩力调节器（Cardiac Contractility Modulation, CCM）又被称为绝对不应期电刺激或非兴奋性电刺激，主要用于心电图窄QRS（<120ms）的慢性心力衰竭患者。阜外医院于2014年12月30日在中国大陆首次开展了CCM成功植入的新技术[6]。植入ICD是目前一级和二级预防SCD的有效治疗措施。阜外医院于2014年12月23日在中国大陆首次成功植入皮下ICD（S-ICD）[7]，为不适合传统经静脉途径植

---

[1] Hua W, Zhang LF,Wu YF,et al.Incidence of sudden cardiac death in China: analysis of 4regionalpopulations.J Am Coll Cardiol,2009,54:1110-1118.

[2] Zhang S. Sudden cardiac death in China. Pacing Clin Electrophysiol,2009, 32:1159-1162.

[3] Hua W, Niu H, Fan X,et al. Preventive effectiveness of implantable cardioverter defibrillator in reducing sudden cardiac death in the Chinese population: a multicenter trial of ICD therapy versus non-ICD therapy. J Cardiovasc Electrophysiol,2012,23 (Suppl 1):S5-9.

[4] Fan X, Hua W, Xu Y, et al. Incidence and Predictors of Sudden Cardiac Death in Patients with Reduced Left Ventricular Ejection Fraction after Myocardial Infarction in an Era of Revascularization. Heart, 2014,100(16):1242-9.

[5] 陈柯萍，戴研，郑晓琳等，经导管无导线起搏植入一例.中华心律失常学杂志,2015,19（2）：145-146.

[6] 华伟,樊晓寒,王靖等.植入心肌收缩力调节器治疗慢性心力衰竭一例.中华心律失常学杂志,2015,(1):65-66.

[7] 华伟,丁立刚,郑黎辉等.全皮下植入型心律转复除颤器的临床应用一例.中华心律失常学杂志, 2014,18(6):469-470.

入ICD的患者提供了全新的安全有效的治疗方案。

3.4 心力衰竭

3.4.1 患病率

一项对10省市20个城市和农村15 518人的调查显示[1]，2000年中国35～74岁人群慢性心力衰竭（CHF）的患病率为0.9%，其中男性为0.7%，女性为1.0%，P<0.05；中国北方及南方地区心衰患病率分别为1.4%及0.5%（P<0.01）；城市及农村人群心衰患病率分别为1.1%及0.8%（P=0.054）。此外，2010年一项针对新疆35岁以上8 459例成年人CHF患病率的调查显示[2]，心衰的总患病率为1.26%，各民族之间存在明显差异，汉族为0.89%，维吾尔族为1.11%，哈萨克族为2.14%。

3.4.2 心力衰竭的人口学特点

近期，中国心力衰竭注册登记协作组公布了一项前瞻性、多中心、大规模的关于住院心衰患者登记研究的初步结果，并对中国住院心力衰竭患者的病因、临床特点和治疗情况进行了分析[3]。自2012年1月至2014年12月共有88家医院（其中东北8家，华北27家，华东18家，华南7家，华中5家，西北15家，西南8家）收集8 516例因心衰住院患者的临床资料，患者的基本情况与既往国内其他心衰研究的比较见表3-4-1。目前中国心衰患者平均年龄呈上升趋势，为66±15岁，54.5%为男性，NYHA心功能III-IV级占84.7%。心衰的主要合并症构成发生明显变化，瓣膜病所占比例逐年下降，高血压（54.6%）、冠心病（49.4%）及慢性肾脏病（29.7%）成为目前中国心衰患者的主要合并症。心脏超声显示左室射血分数（LVEF）≤40%的患者占37.5%，>40%～<50%占20.5%，≥50%者占42%，有34.7%的患者诊断为舒张期心衰。

[1] 顾东风，黄广勇，何江等. 中国心力衰竭流行病学调查及其患病率. 中华心血管病杂志, 2003,31(1):3-6.

[2] 杨毅宁，马依彤，刘芬等. 新疆汉、维吾尔、哈萨克族慢性心力衰竭流行病学调查及其患病率研究. 中华心血管病杂志,2010,38(5):460-464.

[3] 张健，张宇辉，代表中国心力衰竭注册登记协作组.多中心、前瞻性中国心力衰竭注册登记研究—病因、临床特点和治疗情况初步分析.中国循环杂志,2015,30(5):413-416.

表3-4-1 近年中国不同心衰研究人群特点

调查地点	年份	人数	研究对象	年龄	男性（%）	冠心病	高血压	糖尿病	瓣膜病	肾功能不全
42家不同医院[1]	1980	1 756	慢性心衰	68±17	56.0	36.8	8.0	—	34.4[a]	—
	1990	2 181	慢性心衰	64±22	60.0	33.8	10.4	—	34.3[a]	—
	2000	6 777	慢性心衰	63±16	55.0	45.6	12.9	—	18.6[a]	—
上海[2]	1980			52	55.1	31.1	8.5	—	46.8[a]	—
	1990	2 178	住院心衰	59	58.2	40.6	10.3	—	24.2[a]	—
	2000			69	58.3	55.7	13.9	—	8.9[a]	—
解放军总医院[3]	1993~1997	1 623		56±18	62.6	37.2	23.3	12.3	35.2[a]	5.2[b]
	1998~2002	2 444	慢性心衰	58±18	60.4	40.9	32.3	15.9	32.7[a]	4.7[b]
	2003~2007	3 252		63±16	63.1	46.8	46.7	21.1	16.6[a]	9.1[b]
10家医院[4]	2005~2009	2 154	慢性心衰	64±13	78.6	64.4	56.7	17.2	—	—
湖北[5]	2000~2010	16 681	慢性收缩性心衰	63±11	59.3	—	47.6	16.2	—	—
中国心衰注册登记研究[6]	2012~2014	8 516	住院心衰	66±15	54.5	49.4	54.6	21.7	17.6	29.7[c]

注: a风湿性瓣膜病；b肌酐清除率<50ml/min；c肾小球滤过率<60ml/min/1.73m²

3.4.3 心力衰竭发作的诱因

1980、1990、2000年上海住院心衰患者最常见的诱发因素是合并感染[1]，分别为40.2%，41.2%及38.4%。中国心力衰竭注册登记研究发现[6]2012～2014年感染仍是心衰发作的首要原因，占45.9%，其次为劳累或应激反应（26.0%）以及心肌缺血（23.1%）。图3-4-1。

[1] 中华医学会心血管病学分会. 中国部分地区1980、1990、2000年慢性心力衰竭住院病例回顾性调查. 中华心血管病杂志, 2002, 30(8): 450-454.

[2] 上海市心力衰竭调查协作组. 上海市1980、1990、2000年心力衰竭住院患者流行病学及治疗状况调查. 中华心血管病杂志, 2002, 30(1): 24-27.

[3] 裴志勇，赵玉生，李佳月等. 慢性心力衰竭住院患者病因学及近期预后的15年变迁. 中华心血管病杂志,2011,39(5):434-439.

[4] Liu X, Yu H,Pei J , et al. Clinical characteristics and long-term prognosis in patients with chronic heart failure and reduced ejection fraction in China. Heart Lung Circ,2014,23: 818-826.

[5] 于胜波，赵庆彦，崔红营等. 慢性收缩性心力衰竭患者药物治疗情况调查及相关因素分析. 中华流行病学杂志, 2012, 33(2): 229-233.

[6] 张健，张宇辉，代表中国心力衰竭注册登记协作组.多中心、前瞻性中国心力衰竭注册登记研究—病因、临床特点和资料情况初步分析.中国循环杂志, 2015, 30(5): 413-416.

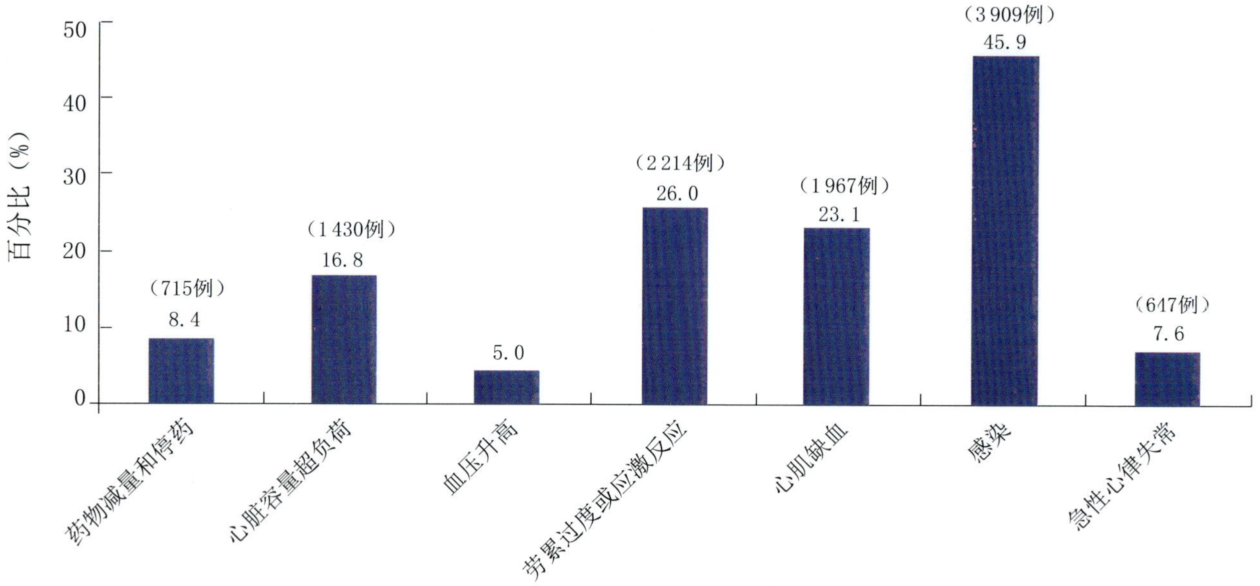

图3-4-1 中国心力衰竭发作各种诱因所占的比例

3.4.4 心力衰竭的药物治疗

中国心力衰竭注册登记研究显示[1]，近年中国住院心衰患者整体利尿剂的使用率变化不明显，地高辛的使用率受国际临床研究的影响呈下降趋势，血管紧张素II受体拮抗剂（ARB）、醛固酮受体拮抗剂及β受体阻滞剂的使用率明显上升。表3-4-2。

表3-4-2 心力衰竭患者的药物应用情况

调查地点	年份	人数	治疗用药（%）							
			硝酸酯类	利尿剂	地高辛	ARB	ACEI	AAs	BB	钙拮抗剂
天津[2]	1973~1982	542	30.3	58.7	61.3	—	—	5.9	9.0	14.8
	1983~1992	1 253	70.6	67.8	71.6	—	24.2	10.1	8.3	35.2
	1993~2002	3 394	91.4	75.4	67.9	4.0	70.9	23.1	25.3	21.6
42家不同医院[3]	1980	1 756	44.7	63.7	51.7	0.4	14.0	10.0	8.5	6.1
	1990	2 181	36.0	70.2	45.5	1.4	26.4	8.4	9.5	16.4
	2000	6 777	53.0	48.6	40.3	4.5	40.4	20.0	19.0	10.5

[1] 张健，张宇辉，代表中国心力衰竭注册登记协作组.多中心、前瞻性中国心力衰竭注册登记研究—病因、临床特点和资料情况初步分析.中国循环杂志,2015,30(5):413-416.

[2] 马金萍，王林，党群等.慢性心力衰竭住院病例药物治疗的回顾性调查.中华流行病学杂志,2007,28(1):78-82.

[3] 中华医学会心血管病学分会.中国部分地区1980、1990、2000年慢性心力衰竭住院病例回顾性调查.中华心血管病杂志,2002,30(8):450-454.

表3-4-2 心力衰竭患者的药物应用情况 （续表）

调查地点	年份	人数	治疗用药（%）							
			硝酸酯类	利尿剂	地高辛	ARB	ACEI	AAs	BB	钙拮抗剂
上海[1]	1980	2 178	74.4	77.1	60.0	—	0.6	—	6.8	—
	1990	—	—	—	—	—	38.9	—	5.7	41.3
17个地区基层医院[2]	2000	—	—	—	—	11.5	70.8	—	25.0	14.2
	2006	2 100	—	90.0	60.0		5.8	50.0	40.0	—
10家医院[3]	2005~2009	2 154	—	74.4	—	66.0	66.0	74.6	68.3	—
湖北[4]	2000~2010	16 681	—	69.1	46.2	18.7	51.6	—	46.6	—
中国心衰注册登记研究[5]	2012~2014	8 516	41.6[a]	67.2[b]	26.1[b]	24.6[b]	30.1[b]	55.4[b]	50.6[b]	10.6[b]

注：a住院期间静脉药物；b出院口服药物；AAs，醛固酮受体拮抗剂；BB，β受体阻滞剂；ACEI，血管紧张素转换酶抑制剂；ARB，血管紧张素II受体拮抗剂。

3.4.5 住院患者死亡率

北京301医院的学者对该院15年CHF住院患者回顾性分析[6]显示：CHF住院患者30天死亡率为5.4%，随着年龄和合并疾病的增加，住院死亡率均随之增加（图3-4-2、3-4-3）。宣武医院对2005～2011年共1 198例在急诊因急性心力衰竭抢救患者的临床资料进行回顾性分析发现[7]，急诊急性心衰患者70～79岁比例最高，为518例（43.2%）。急诊死亡115例（9.6%），其中73例（63.5%）在24小时内死亡，93例（80.9%）在48小时内死亡。中国心衰患者注册登记研究显示[5]中国因心衰而住院患者的住院时间中位数为11天，住院死亡率为5.3%。

---

[1] 上海市心力衰竭调查协作组. 上海市1980、1990、2000年心力衰竭住院患者流行病学及治疗状况调查. 中华心血管病杂志, 2002, 30(1): 24-27.

[2] 曹亚旻, 胡大一, 王宏宇等. 中国基层医院慢性心力衰竭药物治疗现状调查. 中华内科杂志, 2006,45(11):907-909.

[3] Liu X, Yu H,Pei J , et al. Clinical characteristics and long-term prognosis in patients with chronic heart failure and reduced ejection fraction in China. Heart Lung Circ,2014,23: 818-826.

[4] 于胜波, 赵庆彦, 崔红营等. 慢性收缩性心力衰竭患者药物治疗情况调查及相关因素分析. 中华流行病学杂志, 2012, 33(2): 229-233.

[5] 张健, 张宇辉, 代表中国心力衰竭注册登记协作组.多中心、前瞻性中国心力衰竭注册登记研究—病因、临床特点和资料情况初步分析.中国循环杂志,2015,30(5):413-416.

[6] Yin QX, Zhao YS, Li JY, et al. The coexistence of multiple cardiovascular diseases is an independent predictor of the 30-day mortality of hospitalized patients with congestive heart failure: a study in Beijing. Clin Cardiol, 2011,34(7):442-446.

[7] 李小宇, 秦俭, 梁潇等. 1198例急性心力衰竭患者急诊抢救的回顾性分析.中华老年心血管病杂志,2012,14(10):1045-1047.

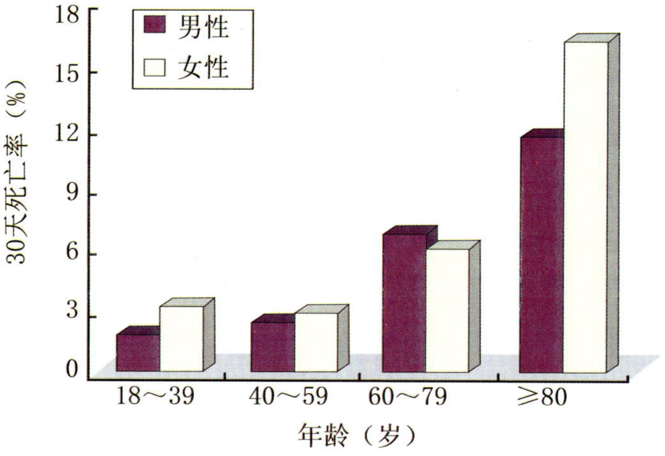

图3-4-2 不同年龄心衰患者30天死亡率

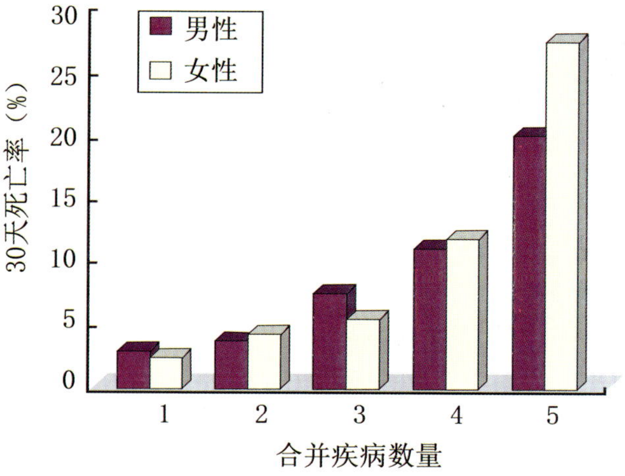

图3-4-3 心衰患者合并疾病数量和30天死亡率

3.4.6 心衰患者长期预后

河南省人民医院对该院685名LVEF≤45%的心衰患者长期随访发现[1]：中期随访31个月（8～61月）后，191例（28%）患者死亡，其中有127例（19%）发生泵衰竭，42例（6%）发生猝死。另一项在全国10家医院针对2 154例慢性心衰患者进行的前瞻性研究显示[2]，中期随访52个月后，850例患者死亡（39.5%），其中扩心病组的死亡率明显高于冠心病组（46.8% vs 35.4%, P<0.001）。

北京阜外医院心衰中心对2009～2013年1 440例住院心衰患者中期随访582天后发现[3]，283例患者死亡（19.7%），其中因心衰加重而死亡169例，猝死43例。通过蛋白标记物检测发现，新型蛋白标记物可溶性生长刺激表达基因2蛋白（sST2）对死亡的预测价值不受肾功能影响，且可以为预测模型提供额外的预测信息[4]。该中心还通过对128名新近发生非缺血性心肌病心衰的患者长期（中期随访31个月）随访发现[5]，单纯给予药物治疗，可使62

[1] Xu Y, Shi Y, Zhu Z, et al. Prognosis of patients with heart failure and reduced ejection fraction in China. Exp Ther Med,2013,6(6):1437-1442.

[2] Liu X, Yu H,Pei J , et al. Clinical characteristics and long-term prognosis in patients with chronic heart failure and reduced ejection fraction in China. Heart Lung Circ,2014,23: 818-826.

[3] Zhang Y, Zhang R, An T, et al. The utility of galectin-3 for predicting cause-specific death in hospitalized patients with heart failure. J Card Fail, 2015,21(1):51-59.

[4] Zhang R, Zhang Y, An T, et al. Prognostic value of sST2 and galectin-3 for death relative to renal function in patients hospitalized for heart failure. Biomark Med, 2015,9(5):433-441.

[5] Zou CH, Zhang J, Zhang YH, et al. Frequency and predictors of normalization of left ventricular ejection fraction in recent-onset nonischemic cardiomyopathy. Am J Cardiol, 2014,113(10):1705-1710.

例（48%）患者LVEF恢复正常，从基线时LVEF 32±6%提高至随访时LVEF 58±5%。多变量回归分析显示，有高血压病史、高收缩压、短QRS间期、短左室舒张末期内径、高左室射血分数的患者易于通过单纯药物治疗使LVEF恢复正常。

3.4.7 基层医院慢性心衰治疗状况调查[1]

2006年调查总结了17个地区（11个省、3个直辖市和3个自治区）2 066所基层医院（2级及以下)慢性心力衰竭治疗用药的情况，发现了一些问题，如地高辛剂量>0.25mg/天的使用比率仍高达10%，β-受体阻滞剂的使用率为40%，靶剂量的使用率只有1%；血管紧张素转换酶抑制剂（ACEI）的使用率为80%，靶剂量的使用率只有2%。

3.4.8 急性冠脉综合征（ACS）与急性心衰研究

BRIG研究是2011年完成的一项针对国内ACS合并急性心衰患者的研究[2]，分析了2006年3月至6月中国大陆31个省份及香港特别行政区共计65家医院的3 168名可明确诊断为ACS的患者病历资料，其中急性STEMI 1 329人，急性NSTEMI 348人，不稳定型心绞痛1 491人。706（22.3%）名患者住院期间出现了急性心衰，262（8.3%）名患者在住院期间无急性心衰发生，2 200（69.4%）名患者未合并心力衰竭。

心衰患者中，住院期间出现急性心衰发作的较未出现的患者相对年轻（67.8±11.1 vs 70.0±9.3, $p<0.01$），多为男性（70.3% vs 60.3%, $p<0.01$）、近期吸烟（26.6% vs 20.2%, $p<0.05$）、多为ST段抬高型心肌梗死（71.0% vs 27.9%, $p<0.01$）、有ACS既往史的相对少(24.6% vs 33.6%, $p<0.01$)。药物应用方面，ACS伴HF的患者，与不伴HF的患者相比，β受体阻滞剂和他汀的服药率均较低（分别为66.5% vs 71.1%, $p=0.01$，67.4% vs 72.2%, $p<0.01$），接受PCI治疗率也较低（16.7% vs 29.9%, $p<0.01$）。

ACS伴HF患者较无HF的患者，院内死亡率高(8.4% vs 0.8%, $p<0.01$)，院内复合终点事件发生率高(24.0% vs 8.3%, $p<0.01$)。伴有急性心衰发作的院内死亡率和复合终点事件发生率明显高于有HF但无住院期间急性发作的患者(10.8% vs 1.9%, $p<0.01$和30.3% vs 6.9%, $p<0.01$)。多变量逻辑回归分析表明，急性心力衰竭仍然是ACS患者住院期间死亡率和复合

[1] 曹亚旻，胡大一，王宏宇等. 中国基层医院慢性心力衰竭药物治疗现状调查. 中华内科杂志, 2006,45(11):907-909.

[2] Wang N, Zhao D, Liu J, et al. Impact of heart failure on in-hospital outcomes of acute coronary syndrome patients in China — Results from the Bridging the Gap on CHD Secondary Prevention in China (BRIG) project. International Journal of Cardiology, 2012. 160:15-19.

终点事件发生率强有力的独立预测因素(OR值分别为7.50, 95%CI 4.32～13.02和2.74, 95%CI 2.15～3.48)。

3.4.9 中国心力衰竭诊断和治疗指南2014[1]

2014年2月，《中国心力衰竭诊断和治疗指南2014》发表。这一版指南引用了国内外最新的研究结果，参考了欧美的新指南，在2007版基础上进行了细致的更新。主要更新内容为：增加了急性和慢性心力衰竭治疗流程图，清晰地描述了药物治疗的时机、种类和使用条件；在改善预后的治疗上，提出了勿需等待干体重，早期应用和联合应用ACEI、ARB和β受体阻滞剂的理念；扩大了醛固酮受体拮抗剂的应用时机，从原来的NYHA III-IV级提前到II级；对CRT/D的应用做出了中国的流程图，提出了在标准治疗3～6个月后，如果患者符合条件再安置的理念；强调了患者的出院后管理，心理和机体运动功能的康复；并对中药在未来心衰治疗中的作用等进行了更新。

3.5 肺血管病

3.5.1 肺动脉高压

3.5.1.1 结缔组织病相关性肺动脉高压（CTD–PAH）的预后[2]

2014年5月北京三家医院报道了129例CTD-PAH的预后。患者的基础疾病构成比例见图3-5-1。中位随访时间为17.3（1.4～55.1）月，17例（14.9%）死亡。各类型CTD-PAH患者1年和3年生存率见表3-5-1，影响患者预后的因素见表3-5-2。

[1] 中华医学会心血管病学分会,中华心血管病杂志编辑委员会.中国心力衰竭诊断和治疗指南2014.中华心血管病杂志,2014,42(2):98-122.

[2] Hao YJ, Jing ZC, Zhang ZL. Connective tissue disease-associated pulmonary arterial hypertension in Chinese patients. Eur Respir J, 2014 ,44(4):963-972.

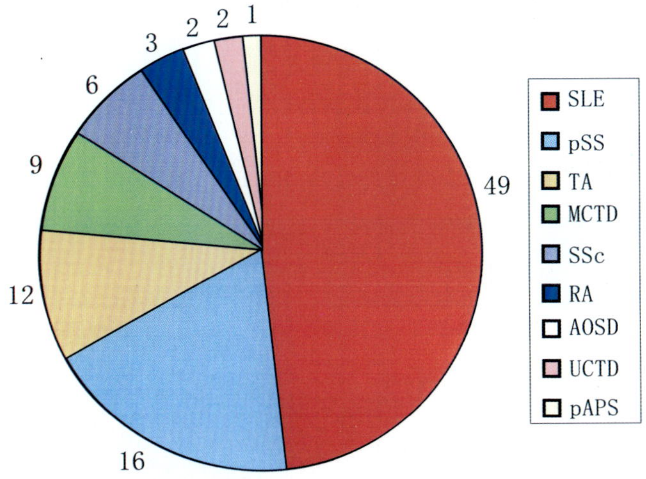

图3-5-1　129例CTD-PAH患者的基础疾病构成比例（%）

注：AOSD：成人斯蒂尔病；UCTD：未明确的结缔组织病；pAPS：原发性抗磷脂综合征；SLE：系统性红斑狼疮；pSS：原发性干燥综合征；TA：大动脉炎；MCTD：混合性结缔组织病；SSc：系统性硬化症；RA：类风湿关节炎。

表3-5-1　CTD-PAH患者1年和3年生存率

生存率（%）	合计	SLE~PAH	pSS~PAH	TA~PAH	MCTD-PAH	SSc~PAH
1年生存率	92	91	100	84	82	100
3年生存率	80	88	86	72	64	60

注：SLE-PAH：系统性红斑狼疮相关性肺动脉高压；pSS-PAH：原发性干燥综合征相关性肺动脉高压；TA-PAH：大动脉炎相关性肺动脉高压；MCTD-PAH：混合性结缔组织病相关性肺动脉高压；SSc-PAH：系统性硬化症相关性肺动脉高压。

表3-5-2　影响CTD-PAH预后的因素

参数	HR (95% CI)	P值
肺血管阻力	1.34 (1.04～1.73)	0.023
碱性磷酸酶	1.72 (1.01～2.93)	0.045

3.5.1.2　慢性血栓栓塞性肺动脉高压（CTEPH）患者的长期生存率

1989～2008年在北京安贞医院诊治的CTEPH患者504例，360例接受肺动脉血栓内膜剥脱术外科治疗，144例接受内科药物治疗。外科治疗组和内科治疗组住院期间死亡率分别为4.44%和3.50%。中央型CTEPH患者外科治疗组长期生存率显著优于内科治疗组

（P=0.0004），周围型CTEPH患者两组之间长期生存率无显著差别（P=0.874）[1]。CTEPH患者的长期生存率见表3-5-3，国内外CTEPH患者肺动脉血栓内膜剥脱术后的长期生存率见表3-5-4。

表3-5-3 CTEPH患者的长期生存率

分组	中央型		周围型		P
	10年生存率（%）	15年生存率（%）	10年生存率（%）	15年生存率（%）	
手术组	94.60±2.38	90.96±4.24	71.78±4.66	29.57±15.10	<0.0001
非手术组	81.4±7.14	56.43±14.70	69.84±7.78	32.59±13.70	0.5

表3-5-4 国内外CTEPH患者肺动脉血栓内膜剥脱术后的生存率

国家	中心	时间	病例数	住院期间死亡率（%）	中央型长期生存率（%）
中国	北京安贞医院	1989~2008	360	4	95（10年） 91（15年）
美国[2]	UCSD Medical Center	1997~2007	988	4	96（1年） 88（5年）
英国[3]	Papworth Hospital	2001~2006	236	16	98~99（1年） 93~94（3年）
日本[4]	Chiba University	1990~2010	77	9	84（5年） 82（10年）

3.5.1.3 肺动脉高压患者肺移植术后的长期生存率

1978年1月至2010年12月全国20家医疗中心共完成肺移植手术244例。无锡市人民医院完成100例，其中单肺移植72例，双肺移植28例。接受肺移植的患者包括IPAH、CHD-PAH、慢性肺疾病所致肺动脉高压及其他慢性肺部疾病，患者的生存率见表3-5-5[5]。

[1] Gan HL, Zhang JQ, Bo P, et al. The actuarial survival analysis of the surgical and non-surgical therapy regimen for chronic thromboembolic pulmonary hypertension. J Thromb Thrombolysis, 2010,29:25-31.

[2] Thistlethwaite PA, Kaneko K, Madani MM, et al. Technique and outcomes of pulmonary endarterectomy surgery. Ann Thorac Cardiovasc Surg, 2008,14:274-282.

[3] Condliffe R, Kiely DG, Gibbs JS, et al. Improved outcomes in medically and surgically treated chronic thromboembolic pulmonary hypertension. Am J Respir Crit Care Med, 2008 ,177(10):1122-1127.

[4] Keiichi I，Masahisa M，Nobuhiro T，et al. Long-term outcome after pulmonary endarterectomy for chronic thromboembolic pulmonary hypertension. J Thorac Cardiovasc Surg, 2012,144:321-326.

[5] Mao W, Chen J, Zheng M，et al. Initial Experience of Lung Transplantation at a Single Center in China. Transplantation Proceedings, 2013,45:349-355.

表3-5-5 国内外接受肺移植患者的术后生存率

时期	医疗单位	例数	1年生存率（%）	3年生存率（%）	5年生存率（%）	10年生存率（%）
1978.1～2010.12	中国20家医院	244	50	30	20	-
2002.6～2010.12	无锡市人民医院	100	73	54	41	-
1985.1～2012.6	国际心肺移植协会[1] (146个中心)	47 000	80	65	53	32

3.5.2 肺栓塞

3.5.2.1 住院患者肺栓塞发生率和死亡率

中国肺栓塞防治项目1997～2008年对60多家三甲医院的肺栓塞患者进行了登记注册研究，在16 972 182例住院患者中共有18 206例确诊为肺栓塞，肺栓塞的发生率为0.1%[2]。不同性别、年龄人群中肺栓塞的发病率见表3-5-6。1997年到2008年中国肺栓塞发生率和死亡率的变化趋势见图3-5-2。南方和北方肺栓塞的发生率和死亡率的变化趋势见图3-5-3。

表3-5-6 不同性别、年龄人群肺栓塞的发生率（%）

年龄（岁）	合计	男	女
≤30	0.07（0.02～0.13）	0.12（0.06～0.21）	0.05（0.02～0.11）
31～40	0.06（0.02～0.12）	0.14（0.08～0.23）	0.03（0.01～0.09）
41～50	0.13（0.07～0.22）	0.16（0.09～0.25）	0.10（0.05～0.18）
51～60	0.12（0.06～0.21）	0.14（0.08～0.23）	0.10（0.05～0.18）
61～70	0.14（0.08～0.23）	0.19（0.11～0.29）	0.12（0.06～0.21）
71+	0.10（0.05～0.18）	0.44（0.32～0.59）	0.05（0.02～0.11）
合计	0.11（0.05～0.19）	0.18（0.10～0.28）	0.07（0.02～0.13）

[1] Jason D, Edwards LB, Kucheryavaya AY et al. The registry of the International Society for Heart and Lung Transplantation: thirty-first adult lung and heart-lung transplant report--2014; focus theme: retransplantation. J Heart Lung Transplant, 2014 ,33(10):1009-1024.

[2] Yang Y, Liang L, Zhai Z, et al. Pulmonary Embolism Incidence and Fatality Trends in Chinese Hospitals from 1997 to 2008: A Multicenter Registration Study. PLoS One, 2011,6(11):e26861.

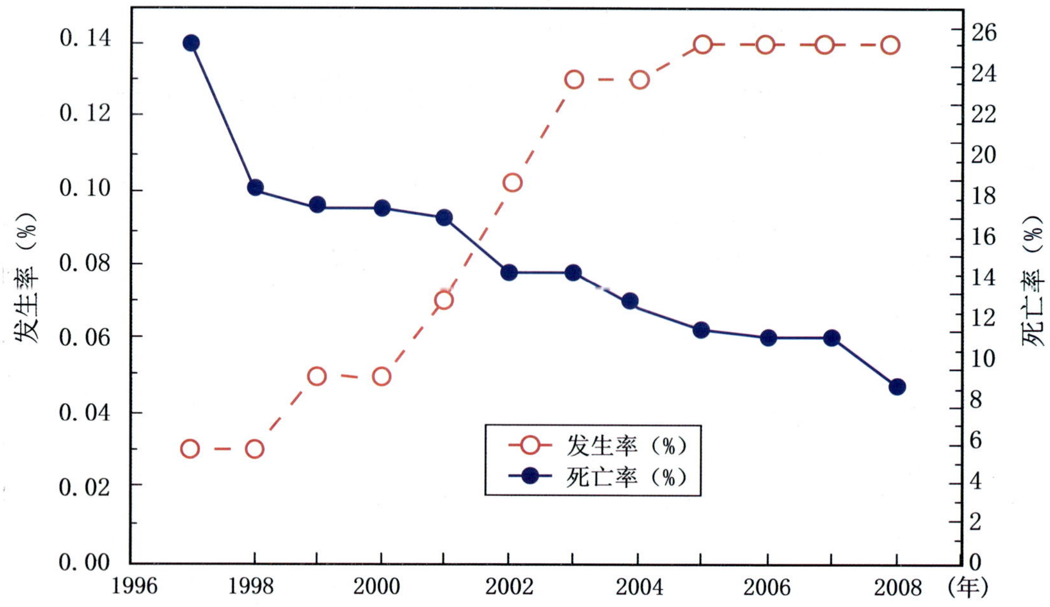

图3-5-2 1997～2008年中国肺栓塞发生率和死亡率的变化趋势

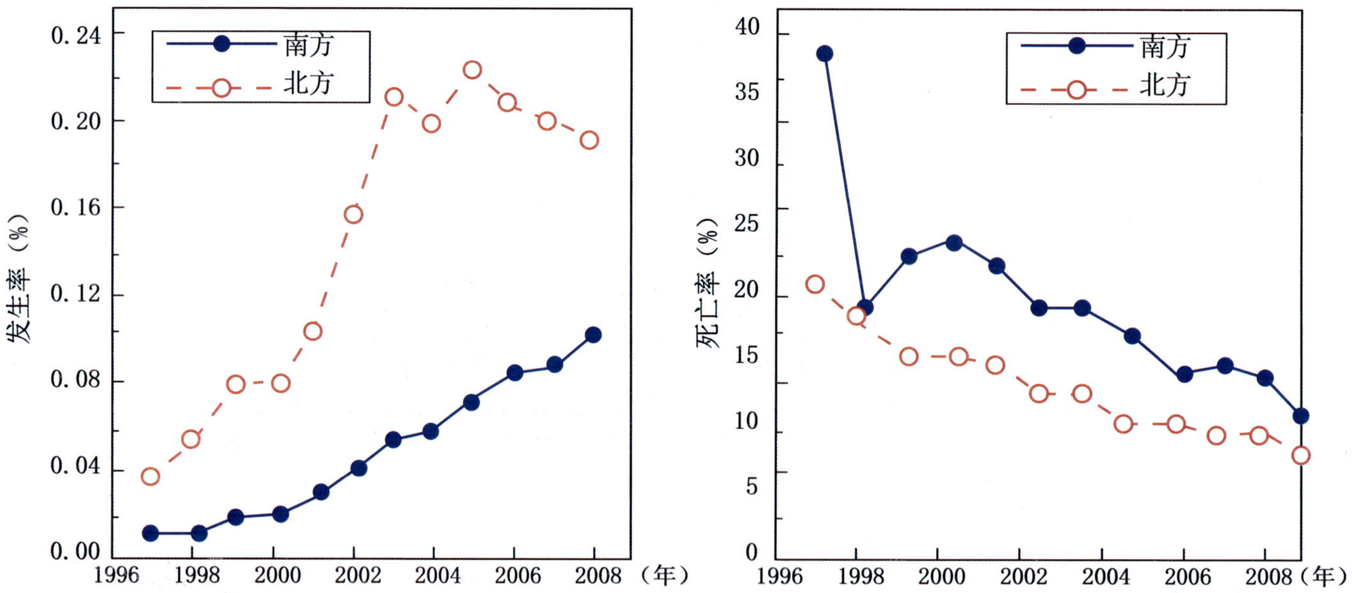

图3-5-3 南方和北方肺栓塞的发生率和死亡率的变化趋势

3.5.2.2 静脉血栓栓塞症（VTE）的危险因素

对2004～2013年在杭州市第一人民医院住院的VTE患者1 048例[1]，回顾性分析VTE相关的危险因素。其中单纯患肺栓塞（PE）无深静脉血栓（DVT）的患者229例，单纯患DVT无PE患者552例，同时患PE与DVT的患者194例。10年期间住院患者VTE发生情况见图3-5-4，VTE患者年龄、性别分布见图3-5-5，按性别分层后VTE患者的危险因素见表3-5-7，中西方VTE患者特征比较见表3-5-8。

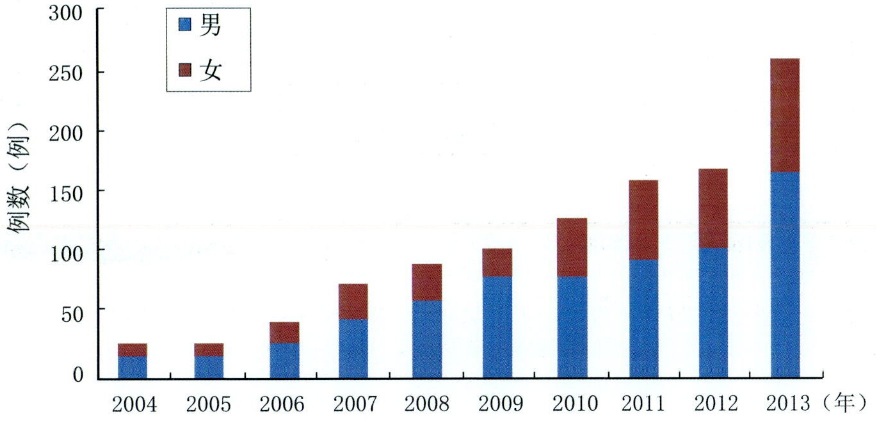

图3-5-4 2004～2013年期间住院患者VTE发生情况

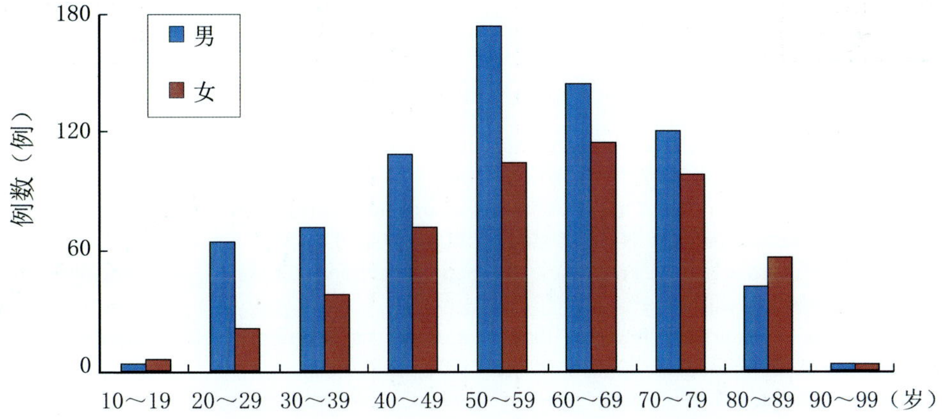

图3-5-5 VTE患者性别、年龄分布情况

表3-5-7 按性别分层后VTE患者的危险因素

特征	患者数（%）	男性(%)	女性（%）	P值
年龄≥50岁	885（73.0)	492（71.2)	393 (75.3)	0.003
性别（男/女）	1 048	603 (57.5)	445 (42.5)	0.000
长期制动	125 (11.9)	73 (12.1)	52 (11.7)	0.835

[1] Wang H, Ye J, Wang LM, et al. Risk Characteristics of Venous Thromboembolism in Chinese Patients. Clinical and Applied Thrombosis Hemostasis, 2015, pii: 1076029615569272.

表3-5-7 按性别分层后VTE患者的危险因素 （续表）

特征	患者数（%）	男性(%)	女性（%）	P值
癌症	109 (10.4)	61 (10.1)	48 (10.8)	0.725
外伤或手术	68 (6.5)	43 (7.1)	25 (5.6)	0.326
感染	43 (4.1)	27 (4.5)	16 (3.6)	0.477
糖尿病	32 (3.1)	20 (3.3)	12 (2.7)	0.564
中风	24 (2.3)	9 (1.5)	15 (3.4)	0.045
自身免疫性疾病	20 (1.9)	8 (1.3)	12 (2.7)	0.109
心衰	18 (1.7)	8 (1.3)	10 (2.2)	0.253
心肌梗死	9 (0.9)	8 (1.0)	1 (0.2)	0.056
怀孕/生产后	3 (0.3)	0 (0.0)	3 (0.3)	N/A

表3-5-8 中西方VTE患者特征比较

项目	杭州数据	西方数据
有原发疾病	94%	22%[1]
最主要基础疾病	癌症、感染、糖尿病	心衰、AECOPD、败血症[2]
最主要恶性肿瘤种类	肺、肝、子宫	胰腺、胃、膀胱[3,4]
高龄作为危险因素	高龄住院患者高发	独立危险因素[5-7]
性别差异	男性高发	与杭州类似，不同于日本的研究[8-12]

注：AECOPD：慢性阻塞性肺疾病急性加重期

[1] Heit JA, O’Fallon WM, Petterson TM, et al. Relative impact of risk factors for deep vein thrombosis and pulmonary embolism-A population-based study. Arch Intern Med, 2002,162(11):1245-1248.
[2] Samama MM, Cohen AT, Darmon JY, et al. A comparison of enoxaparin with placebo for the prevention of venous thromboembolism in acutely ill medical patients. N Eng J Med, 1999,341(11):793-800.
[3] Khorana AA, Francis CW, Culakova E, et al. Frequency, risk factors, and trends for venous thromboembolism among hospitalized cancer patients. Cancer, 2007, 110(10): 2339-2346.
[4] Chew HK, Wun T, Harvey D, Zhou H, White RH. Incidence of venous thromboembolism and its effect on survival among patients with common cancers. Arch Intern Med, 2006, 166(4):458-464.
[5] Nakamura M, Sakuma M, Yamada N, et al. Risk factors of acute pulmonary thromboembolism in Japanese patients hospitalized for medical illness: results of a multicenter registry in the Japanese society of pulmonary embolism research.J Thromb Thrombolys, 2006,21(2):131-135.
[6] Rothberg MB, Lindenauer PK, Lahti M, et al. Risk factor model to predict venous thromboembolism in hospitalized medical patients. J Hosp Med, 2011,6(4):202-209.
[7] Weill-Engerer S, Meaume S, Lablou A, et al. Risk factors for deep vein thrombosis in inpatients aged 65 and older: a case-control multicenter study.J Am Geriatr Soc, 2004,52 (8):1299-1304.
[8] Kishimoto M, Lim HY, Tokuda Y, et al. Prevalence of venous thromboembolism at a teaching hospital in Okinawa, Japan. Thromb Haemostasis, 2005,93(5):876-879.
[9] Bergqvist D. Are men more at risk of recurrent venous thromboembolism than women?Nat Clin Pract Card, 2007,4(1):12-13.
[10] Tormene D, Ferri V, Carraro S, et al. Gender and the risk of venous thromboembolism.Semin Thromb Hemost, 2011,37(3):193-198.
[11] Heit JA. Venous thromboembolism: disease burden, outcomes and risk factors.J Thromb Haemost, 2005,3(8):1611-1617.
[12] McRae S, Tran H, Schulman S, et al. Effect of patient’s sex on risk of recurrent venous thromboembolism: a meta-analysis. Lancet, 2006,368(9533):371-378.

3.5.3　慢性阻塞性肺病

3.5.3.1　慢性阻塞性肺病（COPD）的患病率

2007年公布的一项基于北京、天津、辽宁、上海、广东、山西和重庆七个省市40岁以上人群的流行病学研究结果显示[1]：COPD的患病率为8.2%，估计全国有4 300万名COPD患者。COPD患病率农村为8.8%，城市为7.8%；男性高于女性：12.4%（95%CI 11.7～13.1) vs 5.1%（95%CI 4.7%～5.5%）。各省市COPD的患病率。表3-5-9。

表3-5-9　COPD的患病率

	城市		农村		全部人群		
	调查人数	患病率（%）	调查人数	患病率（%）	调查人数	患病率（%）	P值
北京	1 434	6.8 (5.5～8.1)	1 624	9.1 (7.7～10.5)	3 058	8.0(7.1～9.0)	0.021
天津	1 500	9.9 (8.4～11.4)	1 508	9.4 (7.9～10.9)	3 008	9.6(8.6～10.7)	0.676
辽宁	1 947	8.1 (6.9～9.3)	2 020	6.8 (5.7～7.9)	3 967	7.4 (6.6～8.3)	0.139
上海	1 503	3.9 (2.9～4.9)	1 516	9.0 (7.6～10.5)	3 019	6.5 (5.6～7.4)	<0.001
广东	1 818	7.4 (6.2～8.6)	1 468	12.0(10.3～13.7)	3 286	9.4(8.4～10.4)	<0.001
山西	1 189	4.0 (2.8～5.1)	1 298	6.9 (5.5～8.2)	2 487	5.5 (4.6～6.4)	0.001
重庆	1 420	13.7 (11.9～15.5)	-	-	1 420	13.7 (11.9～15.5)	
合计	10 811	7.8 (7.2～8.3)	9 434	8.8 (8.2～8.4)	20 245	8.2 (7.9～8.6)	0.007

3.5.3.2　慢性阻塞性肺病的死亡率

根据2008年卫生部公布的数据[2]，COPD在中国城市和农村分别为排名第四和第三的死亡原因，1990～2008年COPD死亡率呈逐年下降趋势（图3-5-6）。

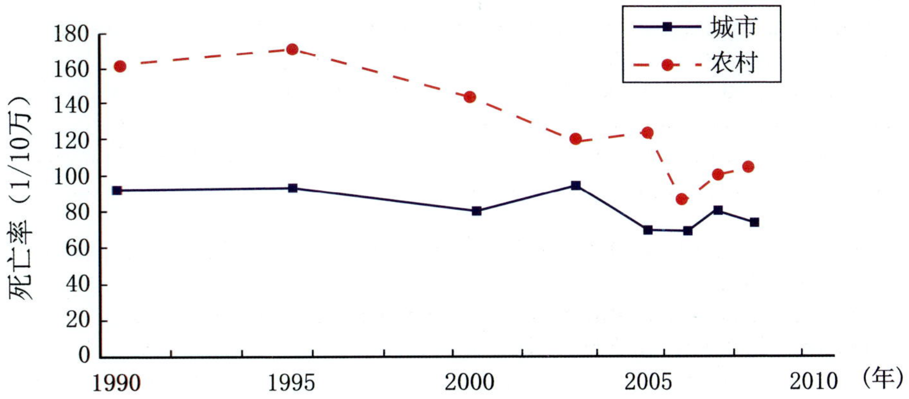

图3-5-6　1990～2008年中国城市和农村COPD死亡率

[1] Zhong N, Wang C, Yao W, et al. Prevalence of chronic obstructive pulmonary disease in China: a large, population-based survey. Am J Respir Crit Care Med, 2007,176(8):753-760.

[2] Fang X, Wang X, Bai C. COPD in China: the burden and importance of proper management. Chest, 2011,139(4):920-929.

3.6 心血管外科

3.6.1 心脏外科手术量

2014年，中国心脏主动脉外科手术总量为209 765例；其中体外循环手术159 108例。香港特区实施心脏主动脉外科手术1 704例；其中体外循环手术1 534例。表3-6-1。

表3-6-1 2012～2014年中国大陆、香港心脏主动脉外科手术量（例）

地区	省市	2012年		2013年		2014年	
		总数	体外循环手术	总数	体外循环手术	总数	体外循环手术
华北	北京	27 538	18 060	29 998	19 180	30 674	19 248
	河北省	5 688	4 137	5 662	4 287	5 973	4 153
	天津	3 784	2 217	3 959	2 523	4 770	2 928
	山西省	2 573	1 739	1 992	1 295	2 336	1 498
	内蒙古	1 369	856	1 143	720	991	565
东北	辽宁省	4 940	3 402	5 040	3 407	5 489	3 320
	黑龙江	3 386	2 172	3 316	2 304	2 610	1 751
	吉林省	2 200	1 840	2 158	1 557	2 188	1 591
华东	上海	16 099	12 887	16 551	13 119	16 181	12 951
	山东省	13 199	9 070	13 249	8 844	12 865	8 633
	江苏省	8 908	7 072	8 640	6 983	9 119	7 238
	浙江省	5 666	4 502	5 315	4 650	5 590	4 773
华中	河南省	19 650	15 787	19 723	15 223	18 503	13 771
	湖北省	11 665	10 539	12 029	10 678	12 237	10 449
	湖南省	7 579	6 282	7 614	6 320	7 648	6 419
	安徽省	4 823	4 330	4 698	4 111	4 719	3 912
	江西省	4 200	3 808	4 103	3 743	4 263	3 782
华南	广东省	15 036	13 018	15 677	13 365	15 662	13 678
	福建省	5 977	4 189	5 490	4 193	5 752	4 272
	广西	3 894	3 630	4 267	3 926	4 425	3 843
	海南省	1 040	847	1 021	954	1 021	830

表3-6-1 2012～2014年中国大陆、香港心脏主动脉外科手术量（例） （续表）

地区	省市	2012年		2013年		2014年	
		总数	体外循环手术	总数	体外循环手术	总数	体外循环手术
西北	陕西省	6 997	5 778	6 944	5 786	7 701	5 772
	新疆	5 030	3 477	4 412	3 528	3 442	2 439
	甘肃省	2 700	2 141	2 708	2 027	2 720	1 824
	宁夏	910	568	1 158	528	1 161	546
	青海省	364	309	384	369	476	417
西南	四川省	6 515	5 643	7 006	5 968	7 101	6 000
	重庆	5 634	5 085	5 591	5 016	5 599	4 683
	云南省	3 700	3 195	4 064	3 960	4 306	3 989
	贵州省	2 049	1 949	2 376	2 197	2 436	2 221
	西藏	82	68			103	78
香港		1 793	1 596	1 593	1 559	1 704	1 534
合计		204 988	160 193	207 881	162 320	209 765	159 108

（注：数据来源于中国生物医学工程学会体外循环分会）

近10余年来，中国心脏主动脉外科年手术量保持着逐年递增的趋势，但自2013年起手术量年增速率明显减缓。图3-6-1，图3-6-2。

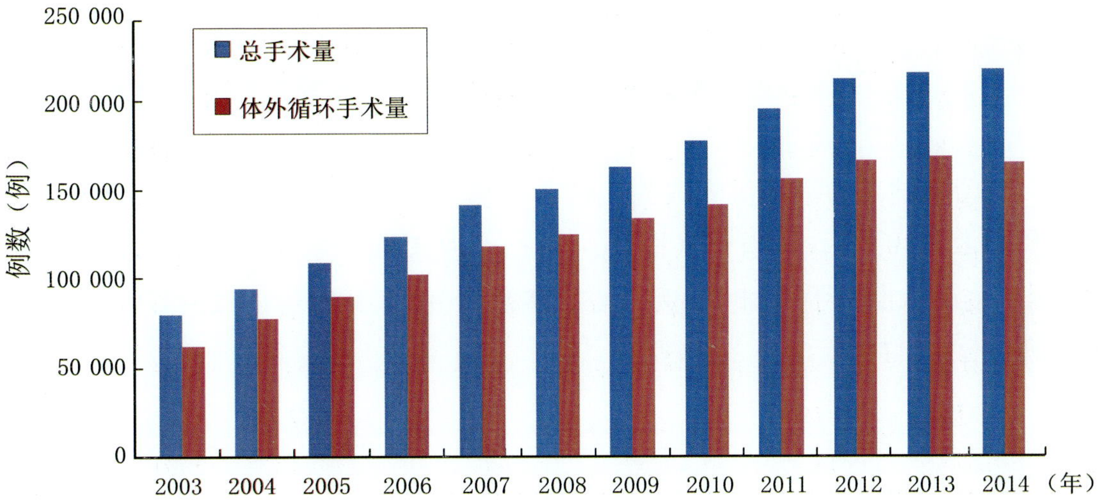

图3-6-1 2003～2014年中国心脏主动脉外科手术量

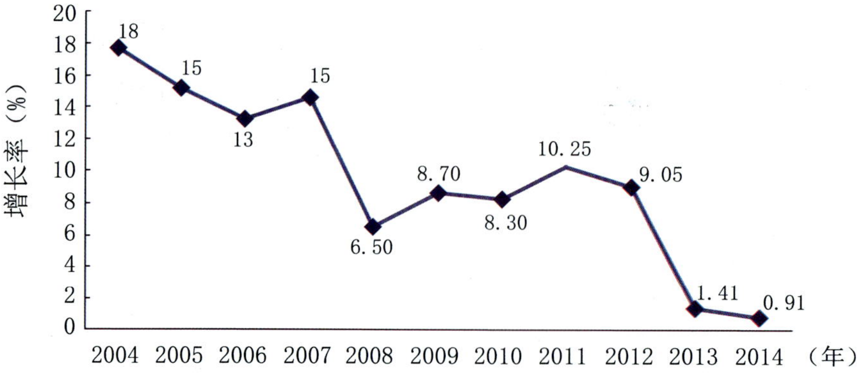

图3-6-2 2004～2014年中国心脏主动脉外科手术量年增速率

随着心脏不停跳冠状动脉旁路移植术以及各类心脏主动脉疾病介入治疗数量的增加，体外循环辅助（CPB）下的手术量增长明显低于总手术量的增长。CPB手术占心脏主动脉外科手术总量的比率，自2007年以后逐年下降，到2014年占全部心脏主动脉手术的75.9%。2014年CPB的手术量较2013年减少了3 200余例。图3-6-3。

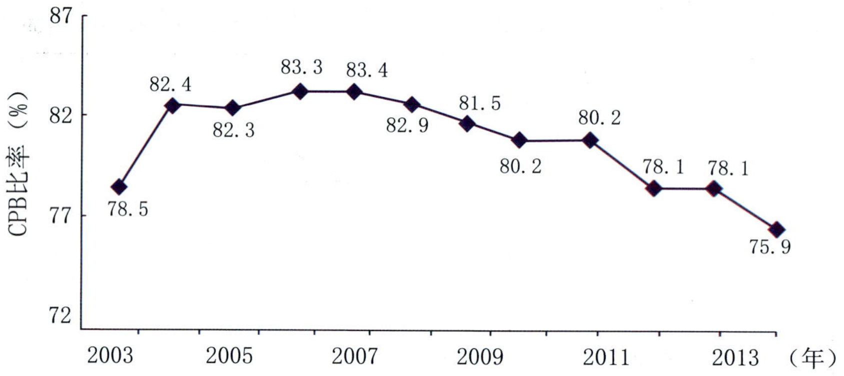

图3-6-3 2003～2014年体外循环手术占心脏主动脉手术总量的比率

2014年，中国大陆及香港地区完成先天性心脏病（CHD）矫治手术82 882例，占所有心脏主动脉外科手术的39.5%，居首位（图3-6-4）；心脏瓣膜手术60 485例、冠状动脉旁路移植术41 636例，主动脉血管手术11 013例；心脏移植370例（其中包括12例心肺联合移植），开展ECMO辅助治疗711例。

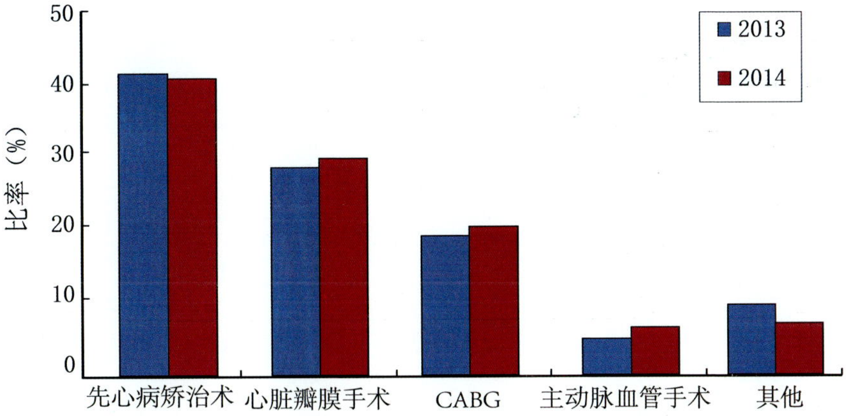

图3-6-4 2013～2014年中国心脏外科手术主要病种比率图

2014年各省、市、自治区的主要心脏外科手术分类统计见表3-6-2。

表3-6-2 2014年中国大陆及香港心脏外科手术分类（例）

地区	省市	手术类别			辅助循环			移植		
		先心	瓣膜	CABG	主动脉	IABP	ECMO	心脏	肺脏	心肺
华北	北京	9 735	5 288	11 228	2 030	878	175	95		
	河北省	2 449	1 058	1 615	134	53	1			
	天津	1 641	548	2 172	101	196	23	5		
	山西省	949	753	719	85	13				
	内蒙古	181	234	180	79	11				
东北	辽宁省	1 205	1 508	2 204	276	361	17	3		
	黑龙江	845	584	511	105	108	6			
	吉林省	644	688	544	185	36	15	1	5	
华东	上海	7 355	5 364	2 708	912	367	54	13	4	
	山东省	4 510	3 204	3 579	504	19	6	14		
	江苏省	2 848	3 426	1 641	726	158	32	20	106	
	浙江省	1 692	2 604	674	252	66	43	7		
华中	河南省	8 733	3 492	4 137	766	569	70			6
	湖北省	4 587	3 722	2 230	1 085	215	23	132	5	5
	湖南省	4 014	2 386	695	220	50	4	2	1	1
	安徽省	1 753	1 890	605	153	92	1			
	江西省	2 303	1 458	270	170	14	1			

表3-6-2 2014年中国大陆及香港心脏外科手术分类统计（例） （续表）

地区	省市	手术类别			辅助循环			移植		
		先心	瓣膜	CABG	主动脉	IABP	ECMO	心脏	肺脏	心肺
华南	广东省	7 676	5 577	911	678	183	102	12	18	
	福建省	2 582	2 114	400	298	35	26	14		
	广西	1 836	1 851	232	161	50	45	20	3	
	海南省	280	490	147	26	28				
西北	陕西省	3 388	1 770	1 283	664	83	2	7		
	新疆	1 144	973	791	173	20	1			
	甘肃省	1 690	612	172	99	22	2	1		
	宁夏	192	298	193	27	24				
	青海省	321	84	19	9	5				
西南	四川省	2 475	3 371	504	342	61	5			
	重庆	2 249	2 306	323	279	46	10			
	云南省	2 279	1 426	323	224	44	2	3		
	贵州省	1 182	907	123	77	13	1			
	西藏	56	22							
香港		88	477	503	173	73	44	9	3	
合计		82 882	60 485	41 636	11 013	3 880	711	358	145	12

（注：数据来源于中国生物医学工程学会体外循环分会）

3.6.2 心脏外科开展状况[1]

自2003年起，中国生物医学工程学会体外循环分会每年向开展心脏主动脉外科治疗的医院发出调查表，收集心脏手术的数量和相关数据，以全面了解中国心脏外科的发展轨迹。

[1] 王伟,黑飞龙,朱德明等. 2004年至2013年中国心脏手术发展情况. 中国体外循环杂志, 2014,12(4):193-197.

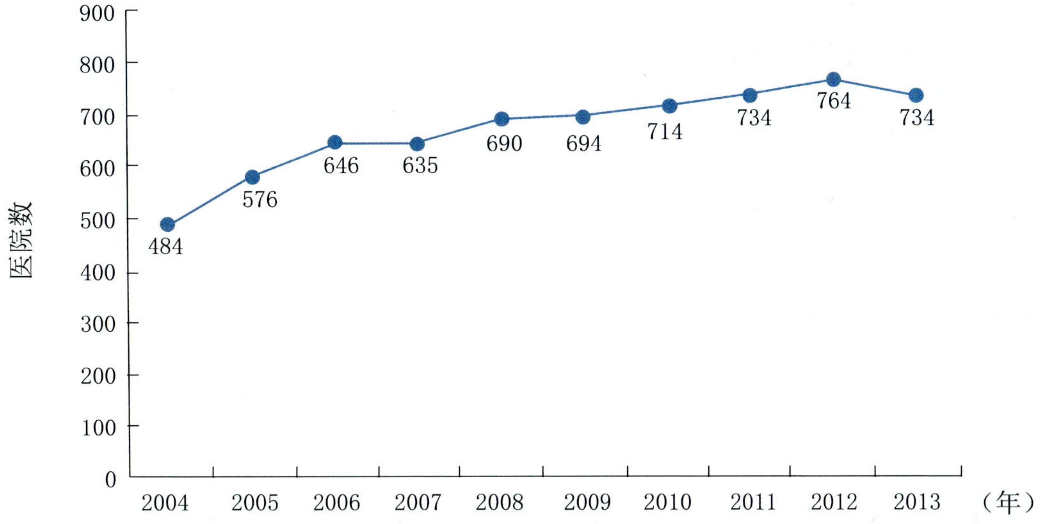

图3-6-5 2004～2013年间参与问卷调查的中国医院数

从2011年起，参与心脏外科手术调查的医院基本稳定在740家左右，较2004年的500家有明显增长（图3-6-5）。将医院按年手术量进行分类（图3-6-6）：2013年有8家医院心脏主动脉外科年手术量超过3 000例（阜外医院，北京安贞医院、武汉亚洲心血管病医院、广东省心血管病研究所，西安西京医院，上海儿童医学中心、湖南湘雅二院和重庆新桥医院）；其中前4家医院和上海儿童医学中心CPB年手术数量超过3 000例。按病种分类，全年CHD手术量超过3 000例的仅有阜外医院与上海儿童医学中心。

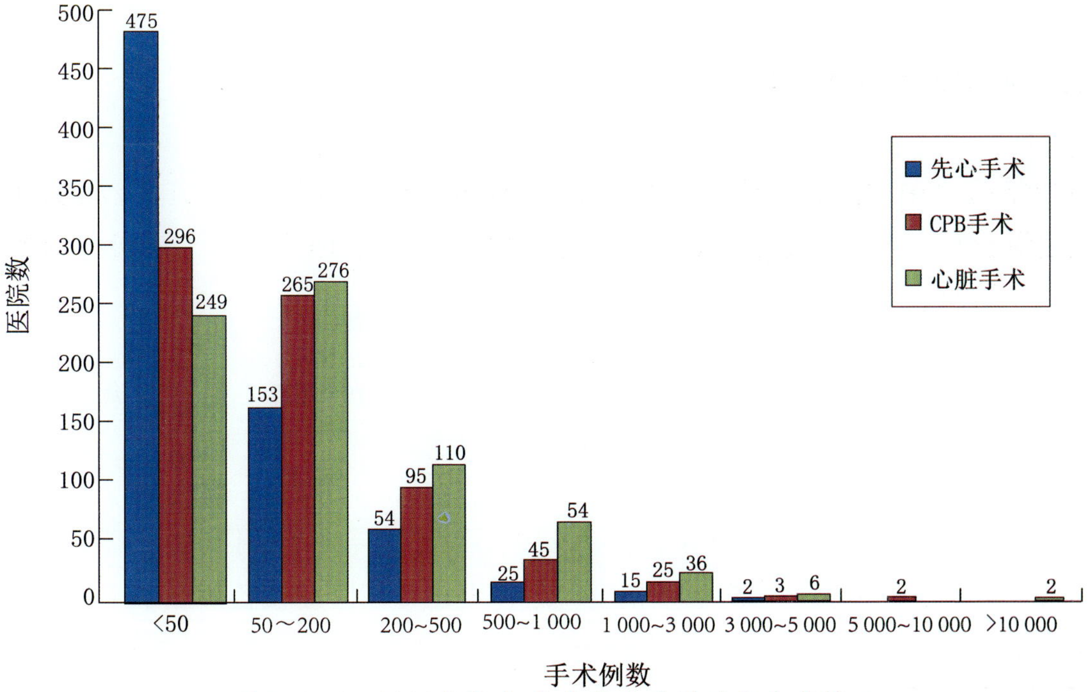

图3-6-6 2013年按年手术量分类的医院分布情况

分析手术数量和人口的关系（图3-6-7）：中国每万人每年心脏手术数量平均为1.55例。北京、上海和天津每万人心脏手术量占据前三位；每万人的CPB手术数量占前三位是北京、上海和香港，分别为15.3例、7.09例和2.25例。

北京、上海同中国其他地区间人均手术量近10倍或10倍以上的差距，显示出目前心脏外科在各地区间发展的不均衡。医疗资源的失衡，是导致就医难的原因之一。

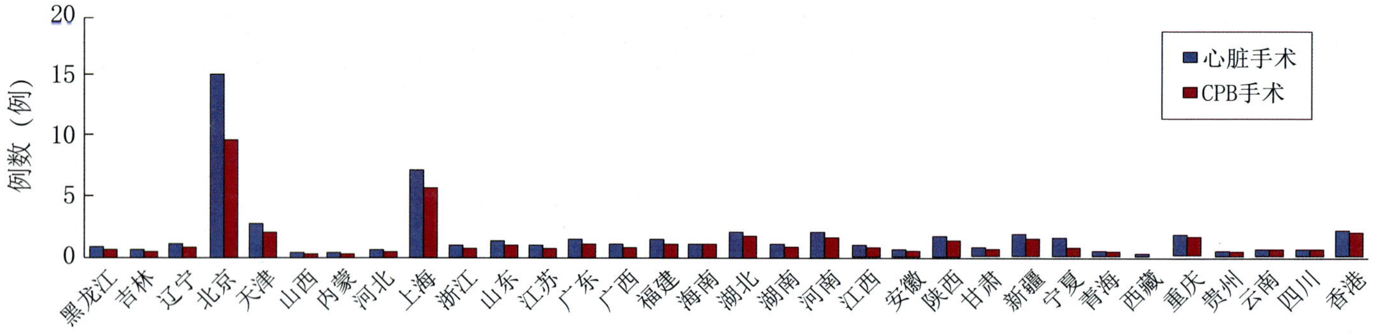

图3-6-7　2013年各省、市、自治区每万人口心脏手术和CPB手术量

随着心脏手术量的逐年攀升，中国氧合器年使用量也由2004年的74 840只增长到2013年的162 245只。在过去的10年间，国产鼓泡氧合器使用量急剧萎缩。图3-6-8。

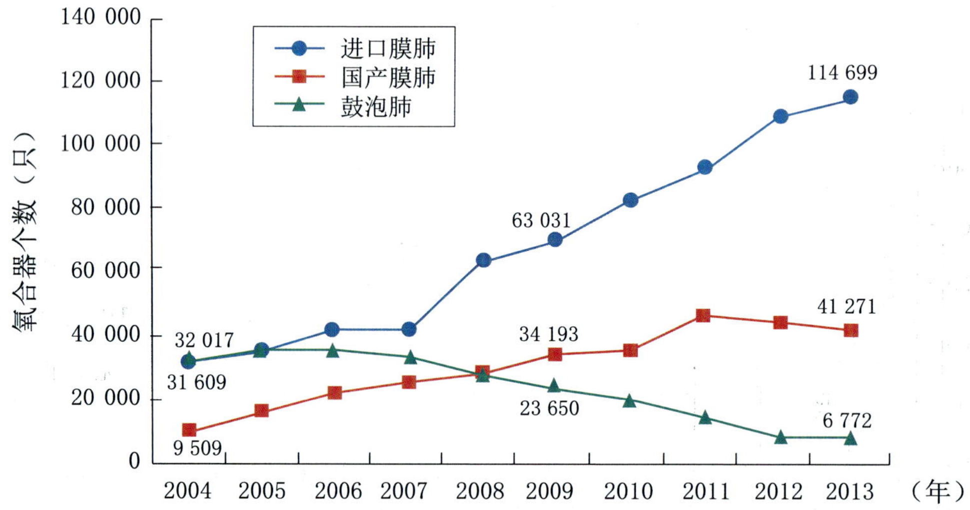

图3-6-8　2004～2013年中国氧合器使用数量及类型分布情况

从2004～2013年，虽然中国CPB年手术量增长了2倍有余，但国产氧合器使用总量仅增加了15.69%，远逊于进口氧合器的上升幅度。这体现出中国医疗设备行业水平较国际水平仍存在相当的差距。

3.6.3　先天性心脏病

3.6.3.1　CHD的流行病学调查

中国大陆正逐步开展出生缺陷监测。CHD的发生率在各个地区有所不同。表3-6-3。

表3-6-3　中国大陆部分地区出生缺陷监测的CHD发生率

地区	调查人数（名）	调查时间	发生率（‰）	居当地出生缺陷的地位
四川省[1]	648 465	2001.1.1~2010	0.88	第四位
四川省攀枝花市[2]	30 111	2008.10.1~2011.9.30	1.49	
河北省[3]	1 202 291	2001~2012	1.71	第一位
河北省沧州市[4]	256 420	2003~2012	5.55	
内蒙古12地区[5]	62 544	2005.10.1~2008.9.30	1.71	第二位
北京市[6]	1 102 918	2007~2012	8.04	
湖南省[7]	714 071	2003~2012	4.36	第一位
湖南省[8]	293 053	2009~2011	5.57	第一位
湖南省长沙市[9]	173 527	2001.1.1~2010.12.31	6.28	第一位
湖南省湘潭市[10]	94 799	2009~2012	2.03	第一位
湖南省衡阳市[11]	197 635	2009.10~2013.9	0.83	第三位
湖北省鄂州市[12]	35 987	2008~2013	1.17	第三位
湖北十堰市[13]	204 908	2009.1.1~2013.12.31	1.88	第二位

[1] 刘敬涛,许跃忠,何琳坤等. 2001-2010年四川省围产儿出生缺陷监测分析.实用医院临床杂志,2013,10(6):63-65.
[2] 徐永莲,唐俊,张方芳等. 攀枝花市2009-2011年出生缺陷监测分析.现代预防医学，2013,40(11):2052-2054.
[3] 李进华,张英奎,赵丽娜等.2001-2012年河北省主要出生缺陷发生率及变化趋势分析.中国妇幼保健杂志,2013,28(29):4767-4771.
[4] 陈静，赵建宏，李海英等.2003-2012年沧州市新生儿出生缺陷情况分析.中国妇幼保健杂志,2014,29(15)：2377-2378.
[5] 郭淑怡，张星光.内蒙古12地区儿童出生缺陷患病状况调查.现代预防医学, 2013,40(21)：3964-3973.
[6] 刘凯波,张雯,徐宏燕等.2007年-2012年北京市先天性心脏病监测资料分析.中国优生与遗传杂志,2013,21(12):127-128.
[7] 谢冬华,杜其云,王华.湖南省2003年-2012年出生缺陷发生率变化趋势分析.中国优生与遗传杂志,2013,21(11)：72-74.
[8] 王爱华,杜其云.湖南省2009－2011年围产儿出生缺陷监测结果分析.实用预防医学，2013,20(1)：78-80.
[9] 祖月娥,朱琳,周红女等.长沙市2001-2010医院出生缺陷监测结果分析.医学临床研究，2013,30(12)：2447-2450.
[10] 张丹,韩爱辉,杨伦等.湘潭市2009-2012围产儿出生缺陷监测资料分析.中国保健营养,2013；10(上)：5964-5965.
[11] 王珍.衡阳市2010-2013年出生缺陷监测结果分析.中国妇幼卫生杂志,2014,5(1)：16 -17.
[12] 李桂银.鄂州市2008-2013年医院出生缺陷监测.公共卫生与预防医学杂志,2014,25(4)：122-124.
[13] 赵海波,况娥.十堰地区出生缺陷原因分析与预防对策.中国优生与遗传杂志,2015,23(2)：83-84.

表3-6-3 中国大陆部分地区出生缺陷监测的CHD发生率 （续表）

地区	调查人数（名）	调查时间	发生率（‰）	居当地出生缺陷的地位
山西省[1]	363 363	2008 - 2012	0.96	
山西省长治市[2]	37 231	2011	1.21	第四位
吉林省[3]	913 998	2006.10.1~2011.9.30	1.23	第一位
吉林省辽源地区[4]	51 513	2004 ~2010	1.36	第二位
吉林省敦化市[5]	15 987	2007～ 2012	2.81	第一位
吉林省洮南市[6]	7 637	2008.10.1～ 2011.9.30	0.39	第二位
吉林省长春市[7]	62 899	2010.10.1～ 2011.9.30	1.15	第二位
江苏省无锡市[8]	296 244	2007 ～ 2011	0.93	第三位
江苏省宜兴市[9]	60 021	2007 ～ 2012	0.38	第三位
浙江省上虞市[10]	26 088	2007 ～ 2012	1.53	第二位
浙江省临海市[11]	9 877	2013	2.23	第一位
广东省东莞市[12]	556 282	2008.1 ～ 2011.12	3.06	第一位
广东省深圳地区[13]	1 089 577	2008.1.1 - 2013.12.31	6.29	第一位
海南省海口市[14]	118 199	2005.10.1～ 2013.9.30	1.85	第一位
福建省福州市[15]	195 779	2007～2012	0.63	第四位
安徽省六安市[16]	11 274	2011	0.44	第四位
安徽省安庆市[17]	21 235	2009 ～ 2012	5.13	第一位

[1] 张雪娟,赵志华,黄晶等.2008-2012年山西省围生期先天性心脏病监测资料分析.中国生育健康杂志,2013,24(5)：364-366.
[2] 冯玉红.2011年长治市出生缺陷监测资料分析.中国保健营养,2013,02(下)：924-925.
[3] 郝鹏铠,韩敬华,张小秋等.吉林省2007-2011年出生缺陷医院监测流行特征分析.中国妇幼保健,2014,29(35)：5888-5890.
[4] 杨威,孙永春.辽源地区7年间围产儿出生缺陷监测结果分析.中国优生与遗传杂志，2013,21(7)：98.
[5] 徐冬梅,李莉.2007-2012年敦化市出生缺陷监测情况分析.中国现代药物应用,2013,7(17)：259-260.
[6] 姜海燕.洮南市2009-2011年出生缺陷监测资料分析.中国现代药物应用,2013；7(5)：134.
[7] 王苏,张艳红.2011年长春市出生缺陷监测资料分析.中国实用医药,2014；9(2)：261.
[8] 眭茜,韦玮.2009-2011年无锡市围产儿出生缺陷监测结果分析.中国妇幼保健,2013, 28(28)：4716-4718.
[9] 金晓玲,蒋利伟,王晓珂.2007-2012年宜兴市围产儿出生缺陷监测结果分析.中国妇幼保健,2015,30(2)：180-181.
[10] 俞丽平,阮香莲.上虞市2007-2012年出生缺陷监测结果分析.浙江预防医学,2013,25(8)：79-81.
[11] 黄兰芳,章雪微,蒋慧敏.临海地区围产儿出生缺陷监测结果分析.中国优生与遗传杂志，2014；22(12)：88-89.
[12] 易泉英,钟柏茂,刘建新.宜兴市2008-2011年围产儿先天性心脏病监测分析.中国妇幼保健,2014,29(5)：770-773.
[13] 赵捷,靳淑燕,刘培辉等.深圳地区2008年-2013年围产儿出生缺陷监测资料分析.中国优生与遗传杂志,2015,23(3)：71-72.
[14] 王景妹,谢志玲,梁仲齐等.海口市2006-2013年围产儿出生缺陷监测分析.中国热带医学,2014,14(9)：1122-1123.
[15] 梁晓樱,程荔榕,杨艳.福州市2007-2012年出生缺陷监测分析.海峡预防医学杂志，2014,20(6)：81-83.
[16] 李银楠，陶芳标.2008-2011年安徽省六安市出生缺陷监测结果分析.中国妇幼保健，2013,28(7):1201-1203.
[17] 李济平，琚莹.安庆市2009-2012年447例出生缺陷儿监测分析.热带医学杂志,2014,14(9)：1235-1237.

表3-6-3 中国大陆部分地区出生缺陷监测的CHD发生率 （续表）

地区	调查人数（名）	调查时间	发生率（‰）	居当地出生缺陷的地位
安徽省安庆市[1]	18 864	2010.10.1～2013.9.30	5.14	第一位
广西柳州地区[2]	239 343	2009～2013	3.70	第一位
广西玉林市[3]	146 366	2012	0.27	第五位
辽宁省普兰店市[4]	13 859	2010.10.1～2012.9.30	5.11	第一位
山东省威海市[5]	9 057	2009.10.1～2010.9.30	2.43	第一位
山东省新泰市[6]	16 141	2012	1.67	第一位
山东省蓬莱市[7]	28 827	2004.1～2013.9	0.798	第三位

注：监测对象均为按《中国出生监测方案》要求，以孕满28周至产后7天围产儿（包括活产、死胎、死产、7天内死亡的新生儿以及计划内引产的围产儿）为对象。

在上述围产儿出生缺陷的监测中，北京[8]、广西柳州[2]、广东东莞[9]的调查还提供了当地围产儿CHD的构成谱。表3-6-4，表3-6-5。

表3-6-4 北京市各类CHD构成比及发病率

疾病名称	构成比（%）	发病率（%）	疾病名称	构成比（%）	发病率（%）
室间隔缺损	14.5	1.17	共同动脉干	0.14	0.01
房间隔缺损	11.4	0.92	心内膜垫缺损	1.00	0.08
动脉导管未闭	38.7	3.11	单心室或单心房	0.97	0.08
房间隔+室间隔缺损	0.33	0.03	二尖瓣闭锁	0.01	
肺动脉狭窄或闭锁	0.64	0.05	心脏异位	0.14	

[1] 白莉苹.2011-2013年安庆市围产儿出生缺陷儿监测结果分析.江苏预防医学,2014,25(5)：80-81.
[2] 农铮,覃海妍,关海滨等.2009-2013年柳州地区围产儿先天性心脏病发病情况分析.实用预防医学,2015,22(1)：105-107.
[3] 张春丽.146366例围产儿出生缺陷监测结果分析.中国妇幼保健,2015,30(6)：924-926.
[4] 王继萍. 2009-2013年普兰店市人群为基础的出生缺陷监测结果分析.中国当代医药，2013,20(34)：181-182.
[5] 丛清玉.2010年威海市出生缺陷监测结果分析.中国妇幼保健,2013,28(11)：1848-1849.
[6] 魏欣.2012年新泰市出生缺陷监测分析.中国保健营养,2013,06(上)：3301-3302.
[7] 李菊萍,高洁.蓬莱市2009-2013年28827例围产儿出生缺陷监测资料分析.中国妇幼卫生杂志,2014,5(1)：45-46.
[8] 刘凯波,张雯,徐宏燕等.2007-2012年北京市先天性心脏病监测资料分析.中国优生与遗传杂志,2013,21(12):127-128.
[9] 易泉英,钟柏茂,刘建新.宜兴市2008-2011年围产儿先天性心脏病监测分析.中国妇幼保健,2014,29(5)：770-773.

表3-6-4 北京市各类CHD构成比及发病率 （续表）

疾病名称	构成比（%）	发病率（%）	疾病名称	构成比（%）	发病率（%）
法洛四联症	2.33	0.19	房间隔膨出瘤	0.29	0.02
完全大动脉转位	0.71	0.06	心脏横纹肌瘤	0.20	0.02
主动脉缩窄	0.17	0.01	左心室发育不良		

浙江省宁波鄞州区[1]对2010～2012年在宁波市出生、具有鄞州区户籍的活产儿15 627人进行了CHD超声筛查，发现当地CHD的发病率为19.1‰，居全国较高水平。

表3-6-5 柳州、东莞和宁波鄞州区调查中各类CHD构成比（%）

疾病名称	广西柳州	广东东莞	宁波市鄞州
室间隔缺损	10.84	7.17	11.74
房间隔缺损	13.66	9.87	47.99
动脉导管未闭	21.22	17.51	11.74
卵圆孔未闭	18.85	34.96	6.71
房间隔缺损+动脉导管未闭		2.70	
房间隔缺损+室间隔缺损	2.48	1.59	
肺动脉狭窄		0.35	1.01
法洛四联症		0.35	0.67
室间隔缺损+动脉导管未闭		0.24	
心内膜垫缺损		0.24	
单心室+单心房		0.18	
三尖瓣关闭不全		1.18	

3.6.3.2 膜周部室间隔缺损经导管封堵与常规开胸手术治疗的比较[2]

膜周部室间隔缺损（pmVSD）是最常见的CHD之一。2009年1月至2010年7月，中国西北地区三家较大的心脏中心（西京医院，西安儿童医院，汉中中心医院）开展了前瞻性随机对照临床研究，比较传统开放式手术与使用国产封堵器实施经导管封堵治疗pmVSD的效果。

[1] 蒋列.宁波市鄞州2010-2012年婴幼儿先天性心脏病监测结果分析.中国优生与遗传杂志,2014,22(9)：132–133.

[2] Yang J, Yang L, Yu S, et al. Transcatheter versus surgical closure of perimembranous ventricular septal defects in children: a randomized controlled trial. J Am Coll Cardiol,2014, 63:1159–1168.

229例 pmVSD 患者随机分组接受上述两种方式的治疗，并在术后随访2年。结果显示两组患者均无死亡与重大并发症（完全性房室传导阻滞、新发需要外科处理的瓣膜返流等）发生；而在次要并发症（血肿、输血、出院前微小残余分流、左束支传导阻滞、右束支传导阻滞、交界区心律、新发的轻度瓣膜返流）发生率方面存在统计学差异（$p<0.001$），经导管封堵组占优。2年随访显示两组患者左心室舒张末径均恢复正常；pmVSD闭合率、不良事件及并发症发生方面没有差异。

结论：传统开放式手术和经导管封堵术均能有效治疗pmVSD，并获得优异的中期效果。经导管封堵术对心肌损害更小，可减少输血，降低患者住院时间和治疗费用。

3.6.4 瓣膜性心脏病

3.6.4.1 瓣膜置换术后抗凝治疗强度[1]

检索1990年1月至2010年12月间有关心脏瓣膜置换术后抗凝治疗的中文文献进行荟萃分析。以心脏瓣膜置换术后服用华法林，并将凝血酶原时间比值（PTR）或国际标准比值（INR）作为抗凝监测指标的患者纳入研究；按抗凝强度将研究对象分为传统强度组（INR>2.5，PTR>1.5）与低强度组（INR≤2.5，PTR≤1.5），不同抗凝强度的结果比较见表3-6-6；2000年之前和之后不同抗凝强度文献数量及并发症比较见表3-6-7。

表3-6-6 传统强度抗凝组与低强度抗凝组间并发症比较

组别	文献数量（篇）	总并发症发生率（%）	总并发症死亡率（%）	出血率（%）	出血死亡率（%）	严重出血占出血比率（%）	颅内出血发生/死亡率（%）	栓塞率（%）	栓塞死亡率（%）	血栓形成率（%）
传统强度抗凝组	27	10.66	1.16	9.14	9.15	25.79	1.24/0.65	1.26	26.09	0.26
低强度抗凝组	30	7.86	0.49	6.39	5.50	14.66	0.49/0.22	1.39	9.64	0.08

表3-6-7 2000年前组和2000年后组不同抗凝强度文献数量及并发症比较

组别	传统强度文献（篇）	低强度组文献（篇）	总并发症发生率（%）	总并发症死亡率（%）	出血率（%）	出血死亡率（%）	严重出血占出血比率（%）	颅内出血发生/死亡率（%）	栓塞率（%）	栓塞死亡率（%）	血栓形成率（%）
2000年前组	19	4	10.95	1.41	9.61	1.08	25.00	4.10/1.87	1.14	0.32	0.21
2000年后组	8	26	8.77	0.67	7.31	0.45	18.72	0.27/0.15	1.29	0.21	0.17

[1] 董力,石应康,付博等.中国人心脏瓣膜置换术后低强度抗凝治疗的系统评价及文献分析.中华医学杂志,2014,94(34)：2673-2676.

结果显示：

1) 2000年以前的文献，82.6%采用PTR作为抗凝监测指标，使用传统抗凝标准的占80%。2000年以后的文献，88.2%采用INR作为抗凝监测指标，且76.5%采用了低抗凝强度标准。

2) 低强度抗凝组并发症总体发生率和出血并发症发生率较传统强度组均明显降低（均 $p<0.001$）；栓塞并发症两组间无统计学差异（$p>0.05$）。

3）低强度抗凝组和2000年以后组的术后颅内出血发生和死亡率大幅下降。由于颅内出血是抗凝治疗最危险的并发症，死亡率高达60%。这也是低强度抗凝治疗广泛运用后，总体相关并发症死亡率近10余年来明显下降的最主要原因。

3.6.5 冠状动脉病变的外科治疗

3.6.5.1 CABG患者的体重指数对术后结果的影响[1]

研究纳入1999年1月至2005年12月间在阜外医院接受单纯首次CABG治疗的4 916例患者。按BMI将患者分为：低体重组（<18.5 kg/m²）、正常体重组（18.5～23.9 kg/m²）、超重组（24～27.9 kg/m²）、肥胖组（28～32 kg/m²）和严重肥胖组（>32 kg/m²），对比不同BMI组患者在术后早期及随访5年期间死亡率及主要并发症（MACCE）发生率。

结果显示，不同BMI组间患者在术后早期和5年随访期间死亡及MACCE发生率上不具统计学差异。而多因素回归分析提示高龄、吸烟、高血压、MI和心衰是死亡的危险因素。

3.6.5.2 糖尿病对CABG术后远期临床结果及经济负担的影响[2]

分析1999年1月至2008年12月纳入队列研究的单纯首次CABG的9 240例中国患者资料，随访患者术后远期主要心血管和脑血管不良事件发生率，及至术后2年时治疗疾病的经济花费情况。研究期间，CABG患者中合并糖尿病的比率由20.1%升高至31.8%。将合并糖尿病的患者分成饮食控制组、口服药物组和胰岛素控制组，分析显示：糖尿病各亚组均不是引发术后院内死亡的危险因素，但合并糖尿病是患者远期主要心血管和脑血管不良事件的独立危险因素（HR1.29，95%CI 1.14～1.46）。需要口服药物控制或者胰岛素控制的糖尿病是影响CABG远期结果的独立影响因素。

---

[1] Ao H, Wang X, Xu F, et al. The impact of body mass index on short- and long-term outcomes in patients undergoing coronary artery graft bypass. PLoS One, 2014 ,9(4):e95223. doi: 10.1371/journal.pone.0095223. eCollection 2014.

[2] Zhang H, Yuan X, Qsnabrugge RL, et al. Influence of diabetes mellitus on long-term clinical and economic outcomes after coronary artery bypass grafting. Ann Thorac Surg,2014; 97(6): 2073-2079.

合并糖尿病的患者最初住院治疗费用明显高出非糖尿病患者（76 782 元 vs 65 521 元，$p < 0.001$）。术后2年时，合并糖尿病的患者的治疗费用（11 261 元）仍高于非糖尿病患者（$p < 0.001$）。

3.6.6 主动脉夹层

3.6.6.1 中国主动脉夹层注册研究中急性主动脉夹层的临床特征[1]

2011年，西京医院牵头全国15家大型心脏中心参与的“中国主动脉夹层注册登记研究”（Sino-RAD），是中国大陆首个主动脉夹层的注册登记研究。

将2012年1月至2013年12月间Sino-RAD登记的1 003例急性主动脉夹层患者资料与“国际急性主动脉夹层注册登记研究”（IRAD）的数据进行了对比。结果见表3-6-8，3-6-9，3-6-10，3-6-11。

表3-6-8 中国夹层注册研究基本数据与IRAD对比

变量	合计			A型			B型		
	Sino-RAD（n=1003）	IRAD（n=464）	P value	Sino-RAD（n=430）	IRAD（n=617）	P value	Sino-RAD（n=573）	IRAD（n=498）	P value
年龄（岁）									
平均年龄	51.8±11.4	63.1±14.0	<0.01	50.5±11.2	61.1±14.1	<0.01	52.7±11.1	64.2±13.5	<0.01
≥70（n,%）	65（6.5）			21（4.9）	194（31.4）	<0.01	44（7.7）	197（39.6）	<0.01
60～69（n,%）	190（18.9）			69（16.0）			121（21.1）		
50～59（n,%）	306（30.5）			129（30.0）			177（30.9）		
40～49（n,%）	310（30.9）			143（33.3）			167（29.1）		
<40（n,%）	132（13.2）			68（15.8）			64（11.2）		
男性	780（77.8）	303（65.3）	<0.01	328（76.3）	413（66.9）	<0.01	452（78.9）	343（68.9）	<0.01

[1] Wang W, Duan W, Xue Y, et al. Clinical feature of acute aortic dissection from the Registry of Aortic Dissection in China. J Thorac & Cardiovasc Surg, 2014,148(6): 2995-3000.

表3-6-9 中国夹层注册研究患者病史与IRAD对比

变量	合计			A型			B型		
	Sino-RAD (n=1003)	IRAD (n=464)	P value	Sino-RAD (n=430)	IRAD (n=617)	P value	Sino-RAD (n=573)	IRAD (n=498)	P value
马凡氏综合征	25 (2.5)	22/449 (4.9)	0.02	22 (5.1)	38 (6.2)	0.48	3 (0.5)	13 (2.7)	<0.01
高血压	585/996 (58.7)	326/452 (72.1)	<0.01	221 (51.4)	408 (67.0)	<0.01	364/566 (64.3)	384 (77.9)	<0.01
动脉硬化	150 (15.0)	140/452 (31.0)	<0.01	132 (30.7)	169 (27.7)	0.24	18 (3.1)	174 (35.8)	<0.01
主动脉夹层史	25 (2.5)	29/453 (6.4)	<0.01	19 (4.4)	21 (3.4)	0.4	6 (1.0)	32 (6.6)	<0.01
主动脉瘤史	35 (3.5)	73/453 (16.1)	<0.01	32 (7.4)	4.2 (6.8)	0.69	3 (0.5)	89 (18.2)	<0.01
糖尿病	15 (1.5)	23/451 (5.1)	<0.01	8 (1.9)	24 (4.0)	0.06	7 (1.2)	31 (6.4)	<0.01
心脏手术史	20/986 (2.0)	83/463 (17.9)	<0.01	7/422 (1.7)			13/564 (2.3)	87 (18.4)	<0.01
饮酒	182/993 (18.3)		NA	99/426 (23.2)			83/567 (14.6)		
吸烟	350/993 (35.2)		NA	184/427 (43.1)			166/566 (29.3)		

表3-6-10 中国夹层注册研究患者临床表现与IRAD对比

变量	合计			A型			B型		
	Sino-RAD (n=1003)	IRAD (n=464)	P value	Sino-RAD (n=430)	IRAD (n=617)	P value	Sino-RAD (n=573)	IRAD (n=498)	P value
疼痛	899 (89.6)	443 (95.5)	<0.01	397 (92.3)			502 (87.6)		
突发	687 (68.5)	379/447 (84.4)	<0.01	307 (71.4)	453 (91.0)	<0.01	380 (66.3)	418 (86.2)	<0.01
胸痛	173 (17.3)	331/451 (72.7)	<0.01	112 (26.0)	507 (84.6)	<0.01	61 (10.6)	349 (71.4)	<0.01
背痛	772 (77.0)	240/451 (53.2)	<0.01	309 (71.9)			463 (80.8)	329 (68.1)	<0.01
腹痛	120 (12.0)	133/449 (29.6)	<0.01	52 (12.1)			68 (11.9)		
眩晕	21 (2.1)	42/447 (9.4)	<0.01	17 (4.0)	106 (17.9)	<0.01	4 (0.7)	17 (3.5)	<0.01
心衰	2 (0.2)	29/440 (6.6)	<0.01	1 (0.2)	47 (8.4)	<0.01	1 (0.2)		

表3-6-11 中国夹层注册研究治疗措施及结果与IRAD对比

变量	合计			A型			B型		
	Sino-RAD (n=1003)	IRAD (n=464)	P value	Sino-RAD (n=430)	IRAD (n=617)	P value	Sino-RAD (n=573)	IRAD (n=498)	P value
治疗									
药物治疗	275 (27.4)	221 (47.6)	<0.01	153 (35.6)	110 (17.8)	<0.01	122 (21.3)	354 (71.1)	<0.01
外科手术	251 (25.0)	243 (52.3)	<0.01	226 (52.6)	507 (82.2)	<0.01	25 (4.4)	78 (15.7)	<0.01
血管内治疗	448 (44.7)			49 (11.4)			399 (69.6)	66 (13.3)	<0.01
杂交治疗	29 (2.9)			2 (0.5)			27 (4.7)		
院内死亡率									
总死亡率	104 (10.3)	127 (27.4)	<0.01	78 (18.1)	189 (30.6)	<0.01	26 (4.5)	61 (12.3)	<0.01
药物治疗	77/275 (28.0)	62/221 (28.1)	0.9893	65/153 (42.5)	64/110 (58.2)	<0.01	12/122 (9.8)	31/354 (8.8)	0.16
外科手术	14/251 (5.6)	65/243 (26.7)	<0.01*	12/226 (5.3)	125/507 (24.7)	<0.01	2/25 (8.0)	24/78 (30.8)	0.02
血管内治疗	10/448 (2.2)			0/49 (0)			10/399 (2.5)	6/66 (9.1)	0.04
杂交治疗	3/29 (10.3)			1/2 (50.0)			2/27 (7.4)		

* Sino-RAD与IRAD比较

研究发现，中国大陆急性主动脉夹层患者与西方人群为主的IRAD患者相比，有以下6点不同：（1）发病年龄更低；（2）男性更多；（3）高血压合并率偏低；（4）前胸痛为临床表现者偏少；（5）后背疼为主要临床表现者偏多；（6）院内死亡率较IRAD低。

3.6.6.2 河南省主动脉夹层病例临床特征变化趋势10年回顾性分析[1]

研究者收集了2003年1月至2012年12月间河南省人民医院、郑州大学一附院和河南省胸科医院收治的906例主动脉夹层患者资料，2008年以前者为第一组，以后者为第二组，回顾分析10年来河南省主动脉夹层的治疗情况，见表3-6-12，表3-6-13。

表3–6–12 河南省906例夹层患者的一般情况

组别	例数	男：女	年龄（岁，x±s）	合并高血压[例（%）]	有明确大量吸烟史[例（%）]
第1组	287	3.51：1	51.3±9.9	173（60.1）	95（33.1）
第2组	619	3.47：1	49.7±9.3	373（60.8）	197（31.2）
合计	906	3.49：1	50.2±9.8	546（60.3）	292（32.2）

注：有明确的大量吸烟史指每日吸烟≥10支，连续吸烟≥5年

表3–6–13 河南省906例夹层患者的分类及治疗

组别	例数	Stanford分型		外科治疗	介入治疗	保守治疗
		A	B			
第1组	287	133（46.3）	154（53.7）	96（33.5）	58（20.2）	183（63.8）
第2组	619	391（63.2）	228（36.8）	226（36.5）	298（48.1）	45（7.3）
合计	906	524（57.8）	382（42.2）	322（35.5）	356（39.3）	228（25.2）

10年来的变化趋势显示：

（1）A型夹层患者增加明显多于B型夹层。主动脉夹层合并高血压的比率为60.3%，与国外文献报道相似。

（2）两组主动脉夹层患者的发病年龄（分别为51.3±9.9岁和49.7±9.3岁）均明显低于国外报道，男性患者明显多于女性。

（3）有明确大量吸烟史者占32.2%。

（4）2008年前A型夹层接受外科开放手术的比率为21.5%，此后手术治疗A型夹层的比例逐年升高。自2005年开展覆膜支架腔内修复治疗主动脉夹层以来，介入修复已成为治疗B

[1] 宋先荣,韩雪萍,程兆云等.河南省主动脉夹层病例临床特征变化趋势10年回顾性分析.中华胸心血管外科杂志, 2014, 30(3): 164-166.

型主动脉夹层的重要手段，治疗数量已超过外科手术量。

3.7 慢性肾脏病

3.7.1 慢性肾脏病（CKD）流行病学

2009年9月至2010年9月进行的全国CKD患病率调查，在13个省市自治区、直辖市对47 204名大于18岁的成年人进行了抽样调查。结果显示，CKD的总患病率为10.8%。其中，以eGFR<60ml/min/1.73m²诊断的患病率为1.7%，以尿白蛋白与肌酐比值>30mg/g诊断的CKD的患病率为9.4%。根据2010年第六次人口普查结果推算，中国约有1.2亿CKD患者。年龄、性别、高血压、糖尿病、既往心血管病史、高尿酸血症、居住地及经济状况是发生CKD的独立危险因素[1]。

2011～2012年中国健康与退休研究采用4阶段分层整群抽样的方法，在28个省450个村/社区对17 708名年龄≥45岁者进行了调查，最终8 659名资料完整的参与者纳入分析。CKD定义为依据肌酐-胱抑素C公式估算的eGFR<60ml/min/1.73m²。结果显示，在≥45岁人群中，CKD的患病率为11.5%，农村高于城市(13.0% vs 10.0%, P<0.05)，患病率均随年龄增加而增加；CKD的知晓率为8.7%，治疗率为4.9%；知晓率和治疗率均随着年龄的增加而下降[2]。

中国卒中登记研究显示，在9 152例缺血性卒中的患者中，1 387例有多发血管病变（缺血性卒中合并冠心病或外周血管病）。其中，1 351例有冠心病，56例有外周血管病，20例同时有冠心病和外周血管病。与单纯缺血性卒中相比，合并多发血管病变者CKD患病率更高（29.56% vs 16.28%, p<0.001），合并低eGFR的风险更高（OR值1.414, 95%CI 1.202～1.665, P<0.001）[3]。

---

[1] Zhang L, Wang F, Wang L, et al. Prevalence of chronic kidney disease in China: a cross-sectional survey. Lancet, 2012,379:815-822.

[2] Wang S, Chen R, Liu Q, et al. Prevalence, awareness and treatment of chronic kidney disease among middle-aged and elderly: The ChinaHealth and Retirement Longitudinal Study. Nephrology (Carlton), 2015,20:474-484.

[3] Meng X, Chen Y, Jing J, et al. Association between polyvascular atherosclerosis and estimated glomerular filtration rate in patients with ischaemic stroke: data analysis of the patients in the Chinese National Stroke Registry. Neurol Res, 2015,37(5):415-420.

3.7.2 他汀对慢性肾脏病患者的肾脏保护作用

造影剂可导致CKD患者发生造影剂肾病。他汀类药物可能预防造影剂肾病的发生。一项针对1078例接受择期PCI手术的CKD患者进行的前瞻性研究，以术后48～72小时肌酐升高≥0.5mg或较基线升高≥25%为发生造影剂肾病的诊断标准，研究显示PCI术前接受洛伐他汀10mg或阿托伐他汀20mg的患者造影剂肾病的发生率相近(5.9% vs 5.2%, p=0.684)。多因素分析显示，二者在预防造影剂肾病的作用上无显著差异(p=0.623)。两种治疗在全因死亡率(9.4% vs 7.1%, p=0.290)和主要心血管事件的发生率(29.32% vs 23.14%, p=0.135)上亦无明显差异。提示洛伐他汀和阿托伐他汀预防CKD患者接受PCI时发生造影剂肾病的作用相似[1]。

TRACK-D研究观察了短期洛伐他汀治疗对不同剂量造影剂应用导致造影剂肾病的预防作用。2 998例2型糖尿病合并CKD的患者在接受冠脉或外周动脉造影时被随机分配到洛伐他汀治疗组或常规治疗组。与常规治疗组相比，洛伐他汀组在整体（2.1% vs 4.4%, P=0.050）和使用中等剂量造影剂亚组（200～300ml）中（1.7% vs 4.5%, P = 0.029）造影剂肾病的发生率均显著降低，但在高剂量造影剂使用亚组（≥300ml））中未观察到两组间的差异(3.4% vs 3.9%, P = 0.834)[2]。

3.8 外周血管病

外周动脉疾病(PAD)指冠状动脉和颅内动脉以外其他动脉的疾病。本报告仅涉及下肢动脉粥样硬化性疾病(LEAD)和颈动脉粥样硬化性疾病(CAD)。

3.8.1 下肢动脉粥样硬化性疾病

3.8.1.1 LEAD患病率

LEAD是中老年人常见的疾病，调查其患病率所采用的诊断方法包括间歇性跛行问卷表、踝臂指数 (ABI)及脉搏波传导速度（PWV）等无创方法。国内LEAD的流行病学调查结果见表3-8-1，不同研究人群的LEAD患病率差别较大。患病率随年龄而增高。大多数研究中，女性患病率高于男性。

---

[1] Liu Y, Liu YH, Tan N, et al. Comparison of the efficacy of rosuvastatin versus atorvastatin in preventing contrast induced nephropathy in patient with chronic kidney disease undergoing percutaneous coronary intervention. PLoS One, 2014,9(10):e111124.

[2] Zhang J, Li Y, Tao GZ, Chen YD, et al. Short-term rosuvastatin treatment for the prevention of contrast-induced acute kidney injury in patients receiving moderate or high volumes of contrast media: a sub-analysis of the TRACK-D study. Chin Med J (Engl), 2015,128(6):784-789.

表3-8-1 中国LEAD患病率的流行病学调查结果

人群（调查发表年份）	调查人数	年龄（岁）	患病率（%）		
			男性	女性	合计
北京万寿路地区老年居民(2003年)[1,2]	2 124	60～95	12.7	18.1	16.4
浙江舟山渔民（2005年）[3]	2 668	35～	3.0	1.2	2.1
代谢综合征人群（2006年）[4]	2 115	32～91	21.7	23.4	22.5
MUCA研究人群*（2007年）[5]	18 140	35～	5.4	9.3	6.0
糖尿病患者（2007年）[6]	1 347	50～	18.3	20.4	19.4
高血压人群[7]	3 047	>50	—	—	27.5
社区自然人群（2009年）[8]	21 152	18～	1.8	4.3	3.04
武汉市老年糖尿病人群（2010年）[9]	2 010	60～	—	—	24.1

注：表中LEAD的诊断方法均为ABI<0.90；MUCA：中国心血管病流行病学多中心合作研究。

3.8.1.2 LEAD相关危险因素

流行病学调查资料显示，LEAD患病率随着老龄化与动脉粥样硬化（AS）危险因素的增多而增加。LEAD的主要病因是AS，致AS的危险因素如吸烟、糖尿病、血脂异常、高血压、高同型半胱氨酸血症均增加LEAD患病的危险性。30%的脑血管病患者、25%的缺血性心脏病患者并存LEAD[3,4]。因此，LEAD是全身AS性疾病的重要窗口，其早期检出与治疗对全身性AS疾病诊治有重要价值。

[1] 李小鹰,王洁,何耀等. 老年周围动脉硬化闭塞病与心血管疾病的关系--北京万寿路地区老年人群横断面调查.中华医学杂志,2003.83(21): 1847-1851.

[2] 王洁,李小鹰,何耀等.北京市万寿路地区老年人群周围动脉硬化闭塞病横断面调查.中华流行病学杂志,2004,25(3):221-224.

[3] 刘成国,阮连生.浙江省舟山渔区外周动脉病患病率调查.中华老年医学杂志, 2005.24(11):863-865.

[4] 魏毅东,胡大一,张润峰等.代谢综合征患者合并外周动脉疾病的临床研究. 中华医学杂志,2006,86(30):2114-2116.

[5] 李贤,武阳丰.中国中老年人中踝臂指数（ABI）的分布及周围动脉硬化疾病（PAD）的患病率.全国老年周围动脉硬化疾病防治专题研讨会论文汇编, 2007 : 99.

[6] 管珩,刘志民,李光伟等.50岁以上糖尿病人群周围动脉闭塞性疾病相关因素分析.中华医学杂志,2007,87(1): 23-27.

[7] 李觉.中国下肢动脉疾病研究系列报道——高危人群下肢动脉疾病的全因及心血管病病死率和危险比.中国实用内科杂志,2006,26(21):1685-1687.

[8] 王勇,李觉,徐亚伟等.中国自然人群下肢外周动脉疾病患病率及相关危险因素.中华心血管病杂志,2009,37(12):1127-1131.

[9] Wang L,DU F, Mao H, et al.Prevalence and related risk factors of peripheral arterial disease in elderly patients with type 2 diabetes in Wuhan, Central China. Chin Med J (Engl),2011,124(24): 4264-4268.

近几年研究结果显示血清胱抑素C水平（Cystatin C）是糖尿病患者下肢动脉疾病的独立预测因子，Cystatin C >1.2mg/L显著增加下肢动脉疾病的发生率 (OR 21.79, 95%CI 10.05～47.28, P<0.001)[1]。最新一项纳入4 748例调查对象的社区研究表明，尽管代谢综合征（MS）的定义不同，但各种定义方法诊断的男性MS均与PAD风险增加相关联，分别为：WHO定义方法为2.25（1.27～3.99）；CDS为2.09（1.21～3.62）；NCEP-ATPIII更新的定义方法为1.92（1.2～3.09）；IDF为1.85（1.14～3.00）；JIS为2.26（1.40～3.66）。而各种定义方法诊断的女性MS均与PAD风险增加不相关[2]。

3.8.1.3　LEAD对死亡率的影响

LEAD患者的死亡率明显高于同龄非LEAD患者，且随ABI的减低逐步增高。有研究[3]报告了3 210例AS高危人群不同ABI分级3年随访的死亡率比较，见表3-8-2。其中ABI≤0.4组与1.0～1.4组比较，全因死亡率增加2倍（95%CI 1.936～4.979），心血管病死亡率增加4倍（95%CI 2.740～8.388）。既往对ABI增高与冠心病及PAD的关系研究较少，一项对2 080名门诊2型糖尿病患者的研究显示，ABI>1.3组患者与ABI正常组相比， 冠心病及PAD的患病率增加，但较ABI≤0.9组患病率低。ABI>1.3是CVD和PAD的独立危险因素。ABI增高预测PAD的界值为1.45[4]。香港的一项纳入12 772名本地居民，历时5年的横断面研究[5]，观察了ABI处于临界值（0.90～0.99）的2型糖尿病患者的心血管风险，结果表明，在校正了传统危险因素后，ABI处于临界值是糖尿病微血管和大血管病变的独立危险因素，分别增加糖尿病视网膜病变1.19倍（95% CI 1.04～1.37）；大量蛋白尿 1.31倍（95% CI 1.10～1.56）；慢性肾脏疾病 1.22倍（95% CI 1.00～1.50）和脑卒中1.31倍（95% CI 1.05～1.64）。

[1] Liu F,Shen J,Zhao J, et al. Cystatin C: a strong marker for lower limb ischemia in chinese type 2 diabetic patients? PLoS One,2013,8(7):e66907.

[2] Wen J, Yang J, Shi Y, Liang Y, Wang F, Duan X, Lu X, Tao Q, Lu X, Tian Y & Wang N. Comparisons of different metabolic syndrome definitions and associations with coronary heart disease, stroke, and peripheral arterial disease in a rural chinese population. PLoS One 2015 10 e0126832.

[3] Li X,Luo Y,Xu Y,et al. Relationship of ankle-brachial index with all-cause mortality and cardiovascular mortality after a 3-year follow-up: the China ankle-brachial index cohort study.J Hum Hypertens,2010,24(2):111-6.

[4] Li Q, Zeng H, Liu F, Shen J, Li L, Zhao J, Zhao J & Jia W. High Ankle-Brachial Index Indicates Cardiovascular and Peripheral Arterial Disease in Patients With Type 2 Diabetes. Angiology, 2015.

[5] Yan BP1, Zhang Y2, Kong AP3,et al; Hong Kong JADE Study Group. Borderline ankle-brachial index is associated with increased prevalence of micro- and macrovascular complications in type 2 diabetes: A cross-sectional analysis of 12,772 patients from the Joint Asia Diabetes Evaluation Program.Diab Vasc Dis Res, 2015 Sep;12(5):334-41.

表3-8-2 动脉粥样硬化高危人群不同ABI分级3年随访的死亡率比较

死亡率（%）	ABI≤0.4	0.41～0.9	0.91～0.99	1.0～1.4	总体	p值
全因死亡率	37.7	24.4	13.2	12.1	15.7	<0.001
心血管病死亡率	27.5	14.5	8.1	6.3	8.9	<0.001

3.8.2 颈动脉粥样硬化性疾病

3.8.2.1 CAD的患病率及危险因素

CAD是中老年人常见的疾病，对其患病率的流行病学调查，主要采用颈动脉超声检查，检出粥样硬化斑块和测量颈动脉内中膜厚度(IMT)。结果显示，CAD的患病率与被调查对象的年龄、危险因素及基础疾病相关。

中美协作研究队列和多省市队列横断面调查2 681人的结果[1]显示，年龄43～81岁组颈动脉超声斑块的检出率为60.3%（男性66.7%, 女性56.2%）；颈动脉斑块分布主要在颈动脉膨大部。多因素分析结果：男女两组IMT均随血压、血糖、LDL-C水平的增加而增加；与无危险因素者相比，高血压、糖尿病、吸烟和高LDL-C血症者斑块检出率明显增高。新近报道的1 195例患者的队列研究，分别于1993～1994年基线状态及2002年随访时测定患者的血脂水平及颈动脉内膜厚度，结果表明基线状态及随访时的血脂水平(TC, LDL-C, non-HDL-C, TC/HDL-C和 LDL-C/HDL-C)均与颈动脉内膜厚度显著相关，且与基线状态的血脂水平关联性更强[2]。上海市3 381例社区人群调查表明，腰围身高比及内脏脂肪面积，是独立于体重指数及传统心血管危险因素之外的IMT的新的危险因素[3]。腰围、腰臀比及腰围身高比是颈动脉粥样硬化的预测因子[4]。

2007～2010年对新疆维吾尔族、哈萨克族、汉族35岁以上人群13 896人的调查结果显示，颈动脉斑块的总检出率为10.2%，其中维吾尔族、哈萨克族和汉族检出率分别为12.5%、7.2%和10.4%。本研究颈动脉斑块检出率相对较低，可能与该人群平均心血管病风险较低有关[5]。

[1] 王薇,武阳丰,赵冬等.中老年人群颈动脉粥样硬化分布特点及影响因素分析.中华心血管病杂志,2010,38(6):553-557.

[2] Huang Y,Yu X,Millican D,et al.The measurement of lipids currently and 9 years ago--which is more associated with carotid intima-media thickness? Clin Cardiol,2012,35(8):512-7.

[3] Ren C, Zhang J, Xu Y, Xu B, Sun W, Sun J, Wang T, Xu M, Lu J, Wang W, Bi Y, Chen Y. Association between carotid intima-media thickness and index of central fat distribution in middle-aged and elderly Chinese. Cardiovasc Diabetol. 2014, 13(1):139.

[4] Zhang ZQ, He LP, Xie XY, Ling WH, Deng J, Su YX, Chen YM. Association of simple anthropometric indices and body fat with early atherosclerosis and lipid profiles in Chinese adults. PLoS One, 2014 Aug 4;9(8):e104361.

[5] 杨毅宁,纪伟宁,马依彤等. 新疆维吾尔族、哈萨克族、汉族人群颈动脉斑块的检出率调查.中华医学杂志,2011,91(4):225-228.

3.8.2.2 CAD与缺血性心血管病的发生风险

一项为期5年的随访研究[1]发现，无颈动脉斑块者基线IMT是缺血性心血管病的独立预测因子(HR 1.59, 95%CI 1.04～2.45)；而伴有颈动脉斑块者，随着斑块总面积及数量的增加，发生缺血性心血管病的风险亦显著增加[2]， HR分别为1.29(95%CI 1.08～1.55)和1.14（95%CI 1.02～1.27)。

[1] Xie W,Wu Y,Wang W,et al.A longitudinal study of carotid plaque and risk of ischemic cardiovascular disease in the Chinese population. J Am Soc Echocardiogr,2011,24(7):729-37.

[2] Xie W,Liang L,Zhao L,et al. Combination of carotid intima-media thickness and plaque for better predicting risk of ischaemic cardiovascular events. Heart,2011,97(16):1326-31.

第四部分　心血管病社区防治

4.1　心血管病社区防治工作概况

中国CVD社区防治工作持续了40多年的探索与实践，社区防治工作由点及面逐步推广实施，开展以高血压防治为突破口的人群综合干预，中国社区人群防治工作在不断的探索中前行并取得明显成效，中国居民脑卒中标化死亡率自2009年以来出现了明显的下降趋势。

1969年阜外医院在首都钢铁公司建立了中国第一个CVD人群防治基地，并取得了良好效果。“首钢模式”被世界卫生组织誉为发展中国家的防治模式。上世纪70年代以来各地陆续建立了一批以行政地域社区为基础的人群高血压防治基地和CVD综合防治示范区，1997年起在北京、天津、上海、浙江等24个省、自治区、直辖市开展了慢性病综合防治示范点工作，2009年国家推出医改新政策，将高血压和糖尿病社区防治工作纳入国家基本公共卫生服务范畴，在全国层面开展人群防治工作，到2014年底全国超过8 600万高血压患者纳入社区干预管理。2010年国家卫生计生委启动了中国慢性病防治示范区创建工作，到2014年底建立起了265个国家级防治示范区。

40多年的历程，中国的CVD社区防治工作历经了从试点到局部区域扩大实施到全国居民均等化基本公共卫生服务；从只干预高血压患者到管理社区全人群及多种慢性病综合干预管理；从注重CVD发病、死亡和危险因素监测到重视提高人群的知晓率、治疗率和控制率水平；从专家以科研、项目为目的的示范研究到以政府为主导的多部门合作的社区人群防治工作。中国CVD社区综合防治逐步由点及面地向规范化、规模化和信息化方向发展。

4.2 心血管病社区防治工作案例介绍——上海闵行区高血压社区防治信息化管理模式

闵行区处于上海市中心区的西南部，截止 2014年末，全区常住人口253.95万人。在上海市各区县中，闵行区的经济实力不算强，闵行区的医疗资源配置处于较低水平。但闵行区通过医改模式的创新，以相对较少的卫生资源投入，实现了较高的卫生服务产出，高血压等慢性病防治成绩卓著。在区政府支持下，从2006年起，闵行区卫生局开始建立以电子健康档案（Electronic Health Record, EHR）为核心的区域性卫生信息化管理平台。2007年，以这一平台为基础，实现了“三位一体的慢性病综合防治体系”搭建。通过信息联通、资源共享和规范高血压管理流程，实现了对社区高血压患者的科学和高效管理。

(1) 建立三位一体的慢性病综合防治体系，实现合作共管

多年来,闵行区重视高血压社区防治，从公共卫生总经费中划定相当比例的经费专门用于社区高血压防治。采用项目化的经费管理机制，专款专用，为高血压防治工作提供可靠的经费保障。在高血压管理上，闵行区采用“三位一体综合防治”模式，即区疾控中心、综合医院和专科医院、社区卫生服务中心三方之间“无围墙”和预防、医疗、保健各专业之间“无边界”式的慢性病防治模式。在区域卫生信息平台基础上，实现互联互通、资源整合、信息共享，由三方共同连续、动态、全程开展高血压防治。

区疾控中心制定全区高血压防治工作的计划和策略，规范高血压管理流程，对各社区卫生服务中心进行高血压防治工作的质量控制、督导、考核及评估。区内各综合医院和专科医院主要负责高血压及其并发症诊断和救治，对联合体内的社区卫生服务中心开展技术培训和指导。社区卫生服务中心是高血压患者的管理主体，在家庭医生制模式下对高血压患者进行全程管理，包括筛查、登记、随访、干预、评估等各项工作。实行三位一体管理模式，使资源利用最优化，效益产出最大化，切实提高了社区高血压的管理水平。

(2) 以信息化为支撑，实现社区高血压信息化管理

2006年，闵行区利用信息化技术，建立居民EHR，EHR记录居民个人的全部健康和医疗信息，实现对居民健康管理和疾病康复的实时服务。2007年闵行区建立了以信息技术支撑、集约化、科学化的社区高血压管理系统，利用光纤技术网络了区卫生局、区CDC、区内5家医院、13家社区卫生服务中心和所有卫生服务站。该系统有180余种业务管理模块，覆盖了医疗卫生服务以及管理的各个方面（如EHR、基本医疗服务、药品物流和管理、绩效考核、学生健康管理、全科医生工作平台、闵行健康网等）及其全过程[1]。闵行社区的高血压管理

---

[1] 许速.信息化支撑下的居民健康管理模式初探.中华健康管理学杂志,2012,6:350-351.

借助这一信息平台，通过资源共享和数据的多点实时采集和运用，规范高血压管理流程，实现了社区高血压患者的信息化管理。2008年，闵行区在各家社区卫生服务中心建立自助健康管理小屋，小屋配备自助测量的电子血压计、血糖仪、BMI仪等智能化仪器，血压、血糖等自检结果自动传入并存贮在本人的EHR。居民还可以通过网络系统，随时查阅自己的健康档案信息。

闵行区的社区高血压管理系统通过信息化手段，使得《中国高血压防治指南（基层版）》落地生根。信息系统对纳入管理的高血压患者自动进行心血管危险分层（低危、中危、高危和很高危）和相应的分级管理，并按“指南”规定的分层管理内容和要求实施分组管理和定期随访。其中高危和很高危组，每月进行一次随访，中危组每两个月进行一次随访，低危组每三个月进行一次随访。随访中，由医生记录并且核实心血管事件及死亡。系统自动设定和提醒患者下次随访日期，并显示上次随访完成日期，可实时、动态查询需要随访的患者名单，避免重复随访或漏随访。由于对高血压患者实行一对一跟踪随访管理，用科技手段保证“指南”的落实，极大地提高了患者的规范管理率、降低了随访脱落率，真正实现了高血压的实时、动态和全程管理。

EHR将门诊医疗和社区定期随访进行整合,在以EHR为核心的信息化平台上，门诊与随访实现了无缝衔接、信息共享。无论在门诊、还是随访时，只要高血压患者使用健康卡，所有的医疗信息（如血压值、药物和健康处方等），都可以通过有线或无线网络直接上传到患者本人的EHR。由此，医生在门诊诊疗工作可以同时完成约50%的随访任务。门诊与随访之间互不通气、重复劳动的现象得到彻底解决，大大提高了高血压管理效率[1]。

依赖于EHR所包涵的多个模块，患者的门诊电子病史、处方、化验、心电图、胸片、乃至随访的心脑血管事件均可直接传输至EHR。数据自动生成和上传，既避免了纸质化信息和数据的录入错误，又提高了工作效率；数据不仅准确、可靠，而且具备动态、全程记录等特点，如每位纳入管理的高血压患者都能得到一条血压动态变化曲线，并能实现血压时期达标状态评估。

区内各级医疗机构之间信息互联互通，包含病历在内的所有的临床和实验室数据，以及心电图和心脏和血管超声图像资源共享。高血压患者在闵行区内13家社区卫生服务中心中的任何一家就诊，他的诊疗或是随访信息都能进入其本人的EHR，因而患者的诊治和管理信息在区内各家卫生服务中心间可共享。信息联网也推动了区内上下级医疗机构之间的联动。在社区卫生服务中心所做的影像学检查结果（如胸片）同步上传到闵行区中心医院，由该院的

[1] 陈林利,严玉洁,方红等.基于信息化的医防结合高血压防治模式研究及效果分析.中国初级卫生保健, 2015,29:63-64.

放射科医师做出诊断，并在当天将诊断意见传回社区卫生服务中心，使这些检查在社区卫生服务中心做出的诊断达到高等级医院水平[1]。

在卫生信息化系统平台上，闵行区还开发了医疗质量控制、医务人员绩效考核等一系列有关管理服务的信息化模块，在提高医疗卫生服务质量的同时，通过激励机制，提高社区医务卫生人员的积极性。

目前，闵行区管理高血压患者超过20万，与2007年相比，纳入管理的高血压人数增加了1倍多。高血压档案全部实现电子信息化管理，规范管理率达98%。血压控制率显著上升，高血压管理人群的脑卒中与心肌梗死发病率显著低于非管理高血压人群[2]。

(3)与研究机构共建社区高血压防治研究基地，实现远程血压监测

为了更好地总结和推广社区高血压管理的闵行经验，进一步创建社区高血压管理的示范模式，建立高质量的社区人群高血压研究基地。2011年10月在闵行区莘庄社区卫生服务中心建立“上海市高血压研究所–莘庄社区卫生服务中心高血压社区防治研究基地”。

基地成立后，首先对莘庄高血压信息数据库进行分析，并开展了多项调查研究[3,4,5,6,7]。向国内外学术界介绍和推广闵行社区高血压信息化管理经验的同时，在闵行卫生局的直接领导和大力支持下，自2012年起, 逐步开发血压自动测量、直接传输系统和管理平台。采用经过国际认证的上臂式电子血压计, 通过现代通讯技术，从血压测量、数据采集、传输、到进入管理系统和平台，全部实现自动化和无缝衔接，保证了血压测量的准确性、可靠性和真实性。目前，在莘庄社区卫生服务中心及下属的所有服务点，已实现诊室血压的自动测量、并直接传输到医生工作台及患者本人的EHR。用于家庭血压测量的遥测血压计已配置到闵行各个社区卫生服务中心[8]。

基地对闵行区全科医生进行了多次高血压相关知识和业务能力培训，内容围绕血压测量新技术和高血压靶器官损害的筛查，合计培训6次共625人次。目前，24小时动态血压测量已

[1] 许速,蒋小华,李国红等.基于信息化的区域医疗卫生改革探索.中华医院管理杂志,2011,27:520-522.

[2] 赵燕萍,方红,何丹丹等.信息化基础的慢性病“三位一体” 管理模式的应用研究.中国全科医学, 2012,15:729-732.

[3] Wang Y, Wang YJ, Qian YS, et al. Longitudinal change in end digit preference in blood pressure recordings of patients with hypertension in primary care clinics: Minhang study. Blood Press Monit,2015,20:74-78.

[4] Wang Y, Wang YJ, Gu H, et al. Use of home blood pressure monitoring among hypertensive adults in primary care: Minhang community survey. Blood Press Monit, 2014,19:140-144.

[5] Wang Y, Wang YJ, Qian YS, et al. Association of body mass index with cause specific deaths in Chinese elderly hypertensive patients: Minhang community study. PLoS One, 2013,8:e71223.

[6] 陈凌,钱岳晟,朱鼎良等.上海莘庄社区2007-2011年抗高血压药物的应用情况分析.中国全科医学, 2014,17:101-104.

[7] 王亚娟,钱岳晟,王彦.比较五类抗高血压药物在社区应用中的降压疗效.上海医药, 2014,35:25-27.

[8] 朱鼎良.高血压社区信息化管理的闵行模式. 见沈卫峰,张瑞岩主编.心血管疾病新理论新技术2015.北京:人民军医出版社, 2014:289-290.

在莘庄社区常规应用；7天家庭血压规范测量已广泛开展，并用于清晨血压研究；尿微量白蛋白/尿肌酐比值测定已作为常规项目，监测结果直接传输至本人健康档案。莘庄社区高血压管理从仅关注完成数量指标逐步向重视血压管理质量的转变。

基地成立3年多来，开展了有关老年高血压、正常高值血压、难治性高血压、高血压靶器官损害等多项人群研究，获得了社区高血压“三率”、心血管危险因素流行情况等基线资料。基地留存和建立了人群生物样本库，开发了血压监测管理平台，建立了心血管事件的登记、核实制度，为建立社区人群研究队列打下了基础。

第五部分　心脑血管病医疗与费用

自1980年以来，中国医院心脑血管病和糖尿病患者的出院人次数不断增加。尤其是2000年以后呈加速上升趋势；相应地，心脑血管病住院总费用也快速增加，2004年至今，其年均增速远高于GDP增速。这种增长主要来自住院服务需求的增长，及不合理用药占比长期居高不下。

5.1　心脑血管病患者住院服务利用状况[1,2,3]

5.1.1　心脑血管病患者出院总人次数及其变化趋势

2014年中国医院心脑血管病出院总人次数为1 793.86万人次，占同期出院总人次数的12.75%；其中，心血管病占6.63%（932.99万人次），脑血管病占6.12%（860.87万人次）。

心脑血管病出院人次数中，以IHD（655.37万人次，其中AMI 54.14万人次）和脑梗死（531.99万人次）为主，分别占36.53%和29.66%；其余依次为高血压252.61万人次（其中高血压性心脏病和肾脏病22.25万人次），颅内出血129.99万人次，风湿性心脏病25.01万人次。另，2013年糖尿病出院人次数为320.44万人次。

1980～2014年间，中国心脑血管病患者出院人次数年均增速为10.10%，快于同期出院总人次数的年均增速（6.33%）。心脑血管病中各病种年均增速排位为脑梗死（12.30%）、IHD（11.74%）、颅内出血（9.76%）、AMI（8.12%）、高血压（8.06%）、高血压性心脏病和肾脏病（5.82%），而风湿性心脏病（1.43%）患者出院人次数未发生明显变化。另，1980～2014年间，糖尿病年均增速为14.18%。

[1] 全国卫生统计年报资料.1980年-2001年. 中华人民共和国卫生部.

[2] 中国卫生统计年鉴. 2002年-2012年. 中华人民共和国卫生部.

[3] 中国卫生和计划生育统计年鉴. 2013~2015年.国家卫生和计划生育委员会.

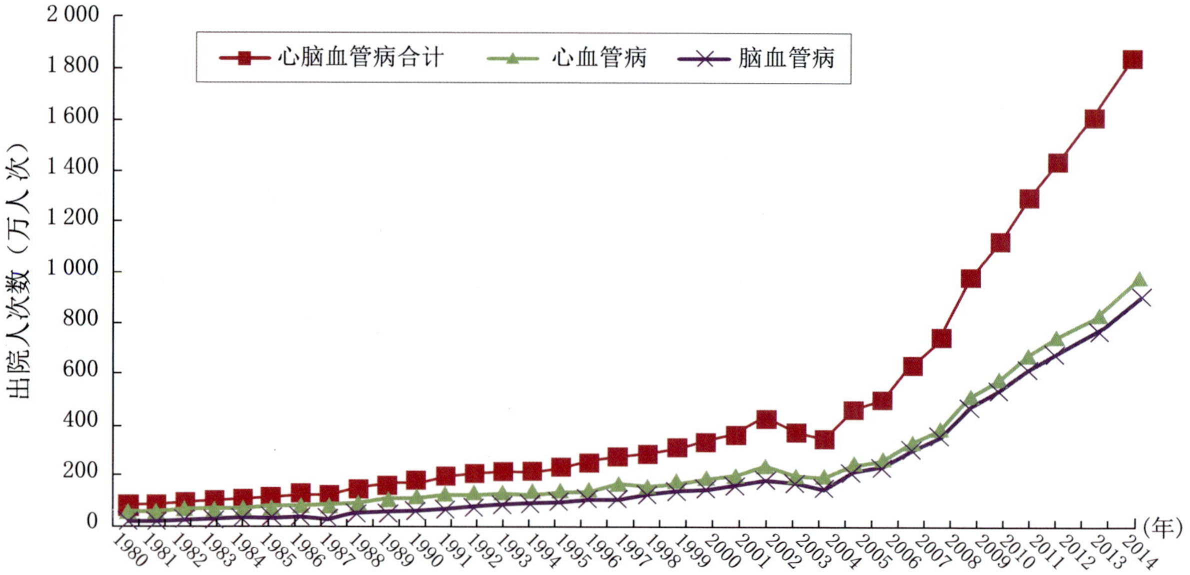

图5-1-1 1980～2014年中国心脑血管病患者出院人次数变化趋势

注：心脑血管病包括IHD（心绞痛、AMI及其他IHD）、慢性风湿性心脏病、肺源性心脏病、高血压病（包括高血压性心脏、肾脏病）及脑血管病（颅内出血和脑梗死），其中2002年以前，IHD在卫生统计年报中的名称是冠心病。

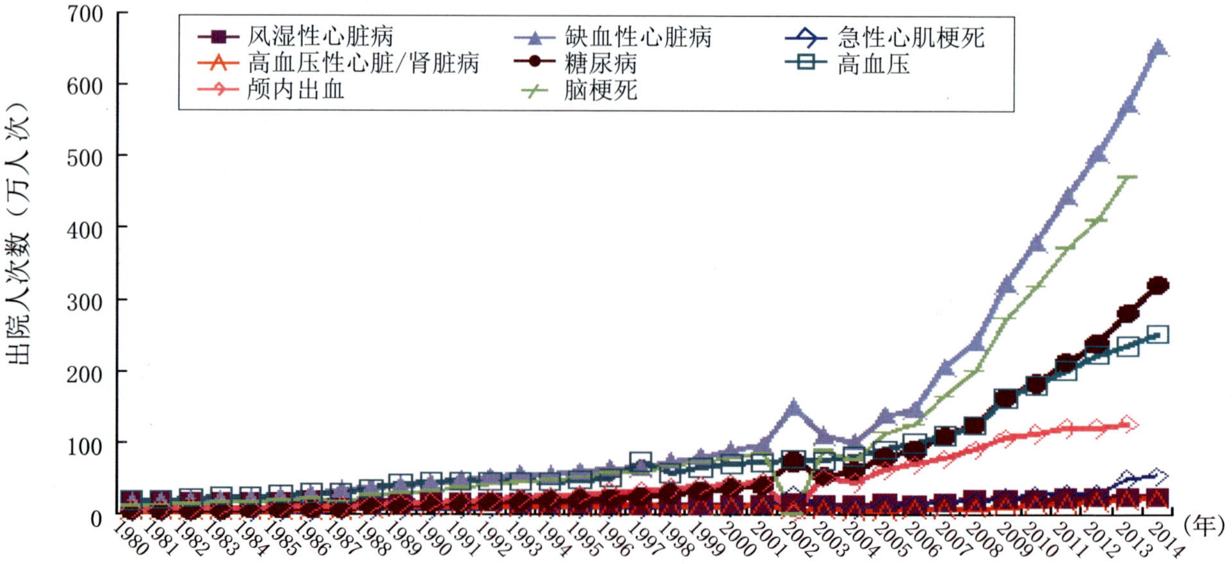

图5-1-2 1980～2014年中国各类主要心脑血管病和糖尿病患者出院人次数变化趋势

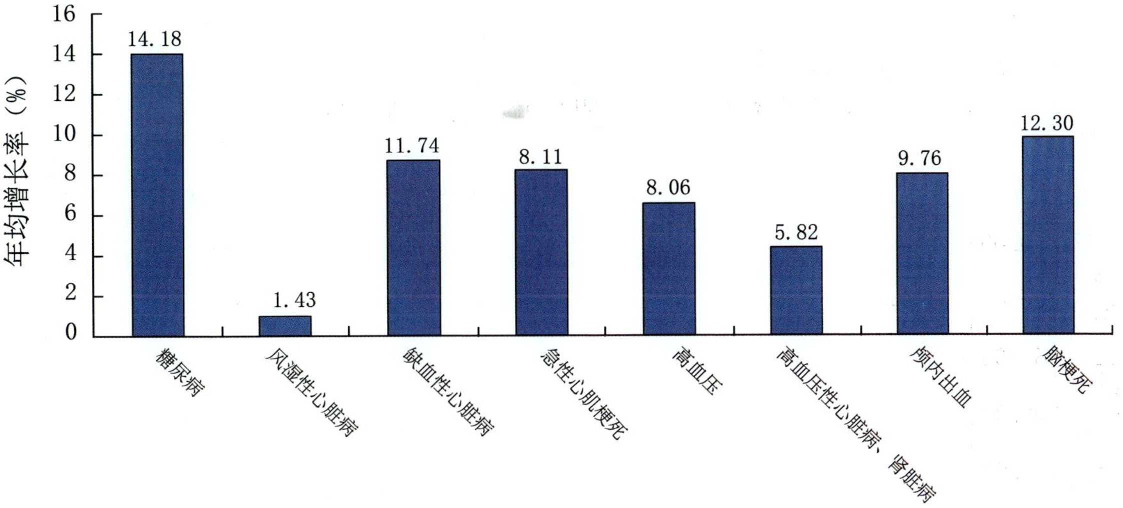

图5-1-3 1980～2014年中国各类主要心脑血管病和糖尿病患者出院人次数年均增长速度

5.2 心脑血管病住院费用[1,2,3]

2014年心脑血管疾病的住院费用中，AMI为133.75亿元，颅内出血为207.07亿元，脑梗死为470.35亿元；扣除物价因素的影响，自2004年以来，年均增长速度分别为32.02%、18.90%和24.96%。

AMI的次均住院费用为24 706.0元，颅内出血为15 929.7元，脑梗死为8 841.4元；扣除物价因素的影响，自2004年以来，年均增长速度分别为8.72%、6.63%和2.81%。

[1] 全国卫生统计年报资料.1980年-2001年. 中华人民共和国卫生部.
[2] 中国卫生统计年鉴. 2002年-2012年. 中华人民共和国卫生部.
[3] 中国卫生和计划生育统计年鉴. 2013~2015年.国家卫生和计划生育委员会.

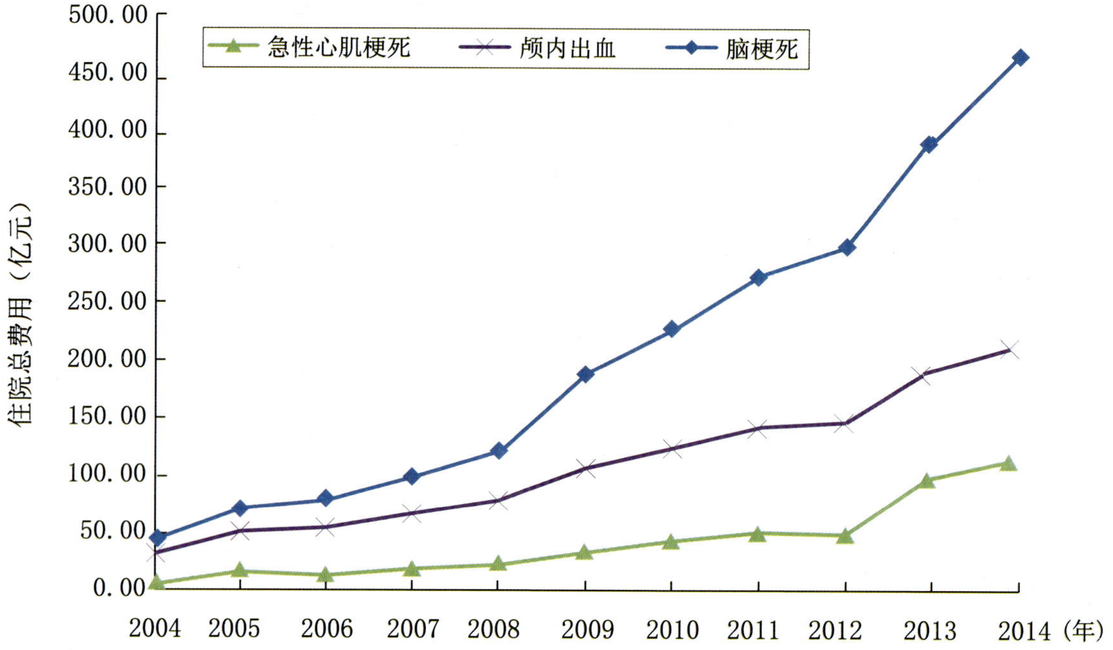

图5-2-1 2004～2014年三种心脑血管病住院总费用变化趋势（当年价格）

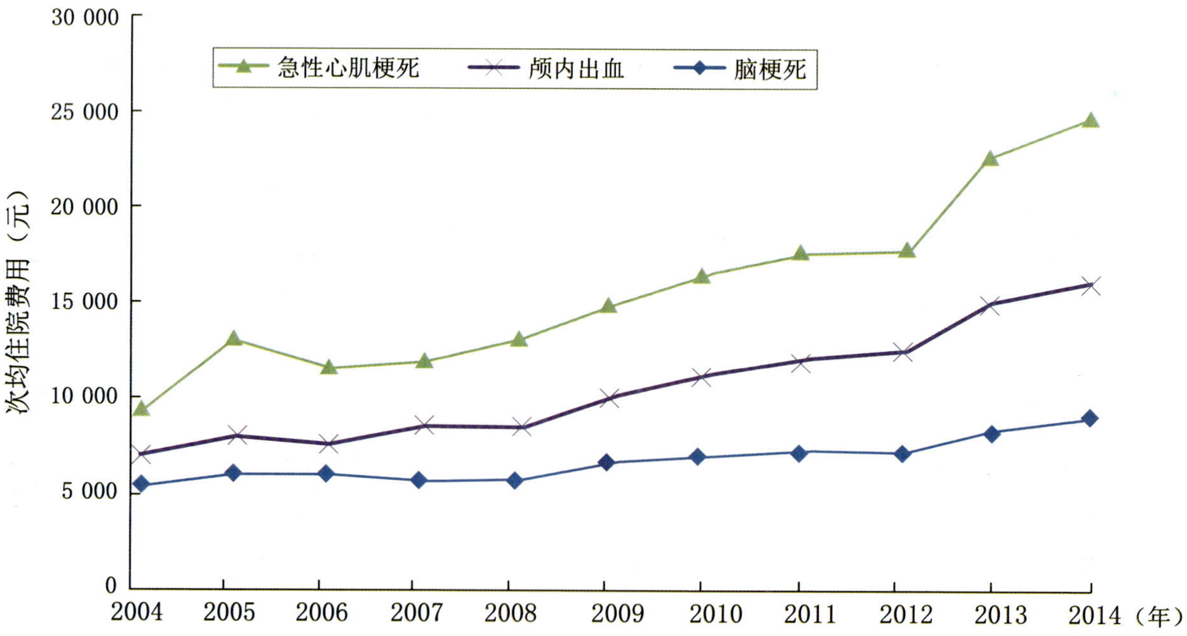

图5-2-2 2004～2014年三种心脑血管病次均住院费用变化趋势（当年价格）

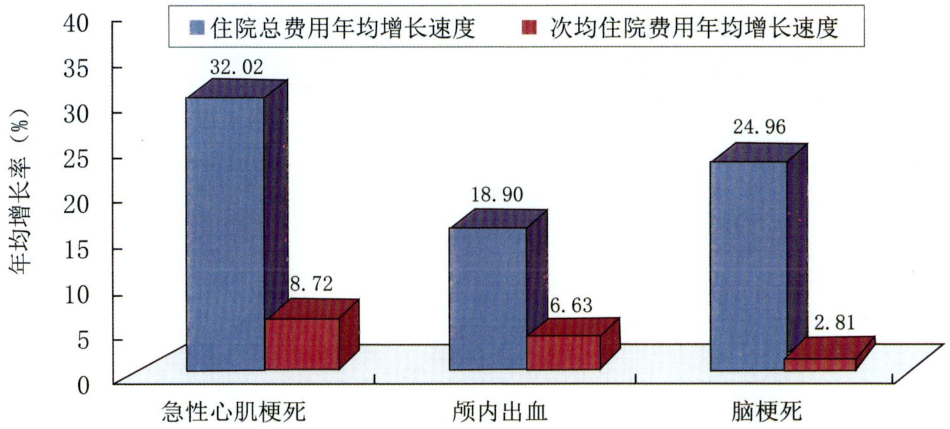

图5-2-3 2004～2014年三种心脑血管病住院总费用和次均住院费用年均增长速度

5.3 心脑血管病药品市场

2014年中国100张床位以上医院药品总购药额为6 147.60亿元；其中，心脑血管病药品总购药额为656.44亿元。前五位药物类别分别为心脑血管循环改善药、心肌营养药及冠脉循环改善药、调脂药、CCB（单一用药）、ARB（单一用药）。

表5-3-1 2014年中国心脑血管药品销售金额前15位排名（亿元）

药品分类	销售金额（亿元）
合计	656.44
心脑血管循环改善药*	173.45
心肌营养药及冠脉循环改善药	145.79
调脂药	87.22
CCB（单一用药）	64.39
ARB（单一用药）	45.30
β受体阻滞剂（单一用药）	18.72
ARB（联合用药）	16.10
亚硝酸盐和硝酸盐	17.90
ACEI（单一用药）	14.04
静脉曲张治疗（全身性的）	13.79
冠脉治疗（CCB和亚硝酸盐除外）	9.58

表5-3-1 2014年中国心脑血管药品销售金额前15位排名（亿元） （续表）

药品分类	销售金额（亿元）
利尿药	6.71
抗高血压药（非草药）	4.76
正性肌力药物	4.33
心脏兴奋剂（强心甙除外）	2.92
其他心血管用药	31.46

注：*心脑血管循环改善药主要包括灯盏细辛、菲克维兹、杏丁、金纳多、银杏天宝、舒血宁、都可喜、西比灵、脉络宁、迪艾洛维等。

数据来源：该数据是由艾美仕市场调研咨询（上海）公司北京分公司从全国2000家100张床位以上的医院的调查结果推算得出，其中包括了化学药品和疗效明确且制剂上已完全西药化的中成药，如复方丹参滴丸、银杏叶制剂和灯盏细辛等。

5.4 心脑血管病卫生经济学评价研究

2014年，首都医科大学附属北京安贞医院——北京市心肺血管疾病研究所、阜外医院与美国哥伦比亚大学医学中心开展了一项国际合作研究，通过整合多元数据资源建成预测评价模型，对在中国提高指南推荐的AMI急性期（发病后30天内）各项治疗措施进行了成本效果评价[1]。

该研究模拟的AMI急性期治疗措施包括：

策略A1：在住院的AMI患者中最大化地提高阿司匹林、β受体阻滞剂、他汀和ACEI的使用；

策略A2：在住院的AMI患者中最大化地提高氯吡格雷的使用；

策略B：在住院的非ST段抬高心肌梗死（NSTEMI）患者中最大化地提高普通肝素的使用；

策略C1：对在三级医院收治的ST段抬高心肌梗死（STEMI）患者最大化地提高直接PCI的使用，同时对在二级医院收治的STEMI患者最大化地提高药物溶栓的使用；

策略C2：在全部STEMI患者中提高直接PCI的使用；

策略C3：在三级医院收治的NSTEMI高危患者中最大化地提高直接PCI的使用。

各项治疗措施可最大化提高使用率的计算方法为：100%-当前使用率-禁忌症率。各项治疗措施是否符合成本效果的判断标准是依据世界卫生组织Choosing Interventions That Are Cost

[1] Miao W, Andrew EM,Jing L,et al. Cost-Effectiveness of Optimal Use of Acute Myocardial Infarction Treatments and Impact on Coronary Heart Disease Mortality in China.Circ Cardiovasc Qual Outcomes,2014,7:78-85.

Effective (WHOCHOICE)制定的标准进行判断。该标准规定：增量成本效果比（ICER）值小于1倍的人均国内生产总值（GDP），则认为干预非常符合成本效果；如ICER值在1倍至3倍的人均GDP之间，则认为干预符合成本效果；如ICER值大于3倍的人均GDP，则认为干预不符合成本效果。研究模拟的结果显示：

策略A1：在住院AMI患者中最大化地提高阿司匹林、β受体阻滞剂、他汀和血管紧张素转换酶抑制剂ACEI的使用可以在未来10年中每年推迟或阻止8900例冠心病死亡，可以使总冠心病年死亡率平均下降1.4%；

策略A2：在住院的AMI患者中最大化地提高氯吡格雷的使用可以每年推迟或阻止3 000例冠心病死亡；

策略B：在住院的NSTEMI患者中最大化地提高普通肝素的使用可以每年推迟或阻止1 800例冠心病死亡；

策略C1：对在三级医院收治的STEMI患者最大化地提高直接PCI的使用，同时对在二级医院收治的STEMI患者最大化地提高药物溶栓的使用策略可以每年推迟或阻止33 200例冠心病死亡，使总冠心病年死亡率下降约5.1%；

策略C2：在全部STEMI患者中提高直接PCI的使用，可以每年推迟或阻止49 100例冠心病死亡，使总冠心病年死亡率下降约7.5%；

策略C3：在三级医院收治的NSTEMI高危患者中最大化地提高直接PCI的使用可以每年推迟或阻止3000例冠心病死亡。

策略A1+A2+B+C2+C3：全面提高AMI急性期治疗措施，在不考虑可行性的情况下，可以使冠心病年死亡率至多下降9.6%。

按照WHOCHOICE制定的标准，在中国实施策略A1或策略B非常符合成本效果，实施策略C1或C2符合成本效益，而实施策略A2或C3不符合成本效果。因此，在指南推荐的AMI急性期治疗措施中，多数治疗措施是符合成本效果的。但由于AMI患者院外死亡比例高，导致多数AMI患者无法接受急性期治疗，进而导致在住院AMI患者中最大化地提高指南推荐的AMI急性期治疗措施对中国冠心病死亡负担影响是有限的。

5.5 对报告内容及引用数据的说明

2014年心脑血管病医疗费用：本着数据选取的代表性和科学性的原则，本报告选取《中国卫生统计年鉴》公布的、以医院病案为依据的全国样本医院30种疾病住院医疗费用数据，描述心脑血管病相关病种（AMI、颅内出血和脑梗死）的住院费用及其变化趋势。

出院人次数：由于卫生部统计信息中心分别在1987年和2002年两次调整相关病种统计口径，因此同一病种调整前后的出院人次数数据出现波动，在一定程度上影响了数据的连续性。鉴于此，心脑血管病住院费用2003年的数据未被计入本报告。

缺血性心脏病诊断：鉴于该病的诊断在基层医院存在一定的问题，故出院人次数量存在一定的误差，但其不影响增长趋势的变化。

消除价格影响：为了真实地反映医疗费用的增长，通常需要消除价格因素对费用的影响，即在计算过程中考虑医药价格指数的变化。本报告选取中国统计年鉴中“医疗保健价格指数”数据进行各类医疗费用的可比性处理。